U0905457

国医养

一用就灵

足底按摩祛百病

孙呈祥◎编著

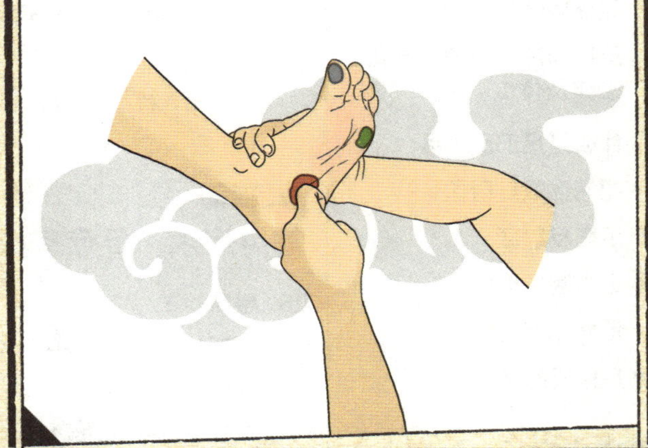

山西出版传媒集团
山西科学技术出版社

一用就灵
足底按摩祛百病

目录
contents

特别提示：在使用书中介绍的方法之前，必须到医院进行诊断，并在医生指导下使用。

Part 01

足底保健，最安全的养生法

常言道："树老根先死，人老脚先衰"，"看人老不老，先看走和跑"，可见，脚与人体衰老的密切关系。足部是人体的"第二心脏"，是人体健康状况的晴雨表，能够准确地反映人体的健康和疾病状况。天天按摩足部，让健康时刻伴随你身边！

神奇的足全息

足是一个全息胚，它包含的反射区对应于全身各个器官，因此刺激足部相应的反射区，可以起到诊断治疗疾病的目的。脚部一旦发生病变，就会影响全身的健康；身体某一部位出现病变，必然会在双脚的相应区域准确无误地反映出来，即出现压痛感，或气泡、颗粒、条索、结节、小硬块等异常现象。如心脏反射区苍白凹陷，提示心肌缺血或冠状动脉功能不全。

中国著名生物学家张颖清教授创立了全息生物学，在生物科学史上占有极其重要的地位。生物全息理论认为，生物体由各个独立部分组成，这些组成部分的生物特性与生物整体相似。人体的许多局部组织器官，如足、手、耳都可以像一面镜子那样准确反映出全身的生理状况和病理变化。若这些部位发生皮肤色变，或有压痛等异常状况，就表明相应的组织器官已发生生理或病理变化。每一个机体都是由若干个全息胚组成的。任何一个全息胚都是一个独立的功能和结构单位，在每个全息胚上都包含有全身遗传信息和生理信息。在病理条件下，全身的病理信息也相应地出现在相应的全息胚的对应点上。

从右图，可以清晰地看到人体全身各脏腑器官在脚部都有其相对应的反射区，足部反射区分为四大部分，即足底反射区、足内侧反射区、足外侧反射区、足背反射区。

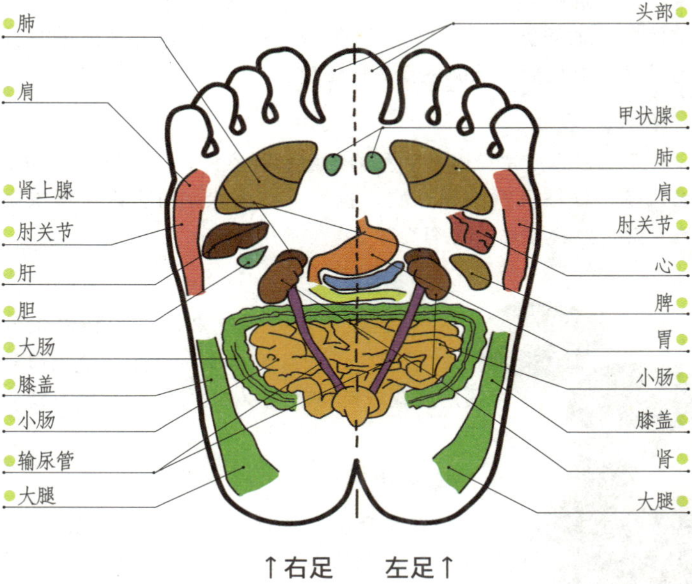

肺
肩
肾上腺
肘关节
肝
胆
大肠
膝盖
小肠
输尿管
大腿

头部
甲状腺
肺
肩
肘关节
心
脾
胃
小肠
膝盖
肾
大腿

↑右足　　左足↑

足疗保健治病的特点

足部疗法经过几千年的发展与完善，显示了其强大的生命力，成为独具特色、卓有成效的纯物理治疗手段。足疗具有安全有效、无毒副作用、疗效迅速、治疗范围广、经济实惠、简便易学等特点。该疗法从中医学整体观念出发，结合现代医学研究成果，成为中医学中的精华，具有其独特的优势。

⊙安全有效

足疗不打针、不吃药、不开刀、无毒副作用，有病治病，无病强身，完全符合人们所追求的健康理念，十分安全。长期的临床实践证明，安全有效是足部按摩疗法的最大优点。

⊙疗效迅速

研究表明，由于人的双足所处的特殊生理位置，足部按摩可将人体内沉积物通过泌尿系统、消化系统及皮肤汗腺排出体外，使体内的血液循环迅速恢复正常，病变器官可得到充分的营养而迅速恢复功能，从而恢复身体健康。

⊙治疗广泛

足部按摩疗法可以预防和治疗上百种疾病，如急性腰扭伤、腹泻等，往往只需按摩一次，就可手到病除。对于许多慢性疑难杂症，坚持按摩，也有奇效。

⊙经济实惠

足疗不用打针吃药，不受经济条件的限制，人们可用双手、一些简单的日常生活用具或草药等就可以施术治病，十分方便、实用。

⊙简便易学

足部按摩疗法不受时间、地点、环境、条件的影响，也不需器械和药物，身体部位出现不适后，随时进行按摩，甚至看书、看电视时脚踩鹅卵石就可以进行按摩，十分简便，大众易于接受。

足疗简便易学、操作方便、容易掌握。

足疗的注意事项、准备工作及体位

⊙注意事项

1 将指甲剪短，将双手和患者的双脚洗净，涂上按摩乳。

2 被按摩者应先用热水洗脚后全身放松，情绪稳定，仰卧床上；按摩者取坐势，在膝盖上置毛巾，将患者的脚放置在自己的膝盖上。

3 按摩每个穴位前都应测定一下病理反射区的反射疼点。按摩者可用自制检查棒，尖端如圆珠笔尖端即可。

4 老年人骨质脆而易碎，关节僵硬，小孩皮薄肉嫩，按摩时应以轻手法为主，可用指腹施力，不可用力过度，以免损伤皮肉筋骨。

5 患有其他病症时同样应该按照医师处方服药，绝对不能私自停药。

6 心脏病、糖尿病、肾脏病患者按摩时间每次不宜超过 15 分钟。

7 按摩后半小时内宜喝温开水 500 毫升，有严重肾脏病及心力衰竭患者，喝水不宜超过 150 毫升。

8 饭后 1 小时内不宜按摩，以免对胃产生不良刺激。在情绪冲动、精神紧张和身体疲劳时均不宜进行按摩，需待情绪稳定，体质正常时再做。

9 对一些疑难疾病或长期服药的患者，接受足疗效果较慢，需持之以恒，方能见效。

⊙准备与体位

家庭足疗不像在足疗店，在家做足疗一切要自己动手，足疗前适当准备和了解体位是必需的。

● **足疗前的准备工作** 清洗双足，趾甲过长应适当修剪，防止在治疗的过程中造成损伤。铺好治疗巾，在足上罩上塑料袋，可以防止皮肤的交叉感染。

● **体位** 可以取卧位或坐位。一般是被按摩者平躺在治疗床上接受治疗，有利于精神放松。按摩者在按摩过程中要注意观察被按摩者的反应，对疼痛是否耐受，有无出汗及虚脱情况。发现异常情况应及时处理。

⊙常用按摩手法

01 一手持足，另一只手半握拳，中指、无名指、小指屈曲，以食指中节近侧第一指间关节背侧为施力点，定点顶压。

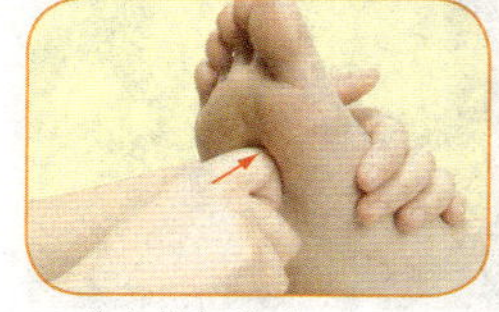

▲单食指扣拳法

02 拇指指腹紧紧按在食指第二指关节的拇指侧，借拇指指关节的屈伸动作按压食指第二指关节刺激反应区。

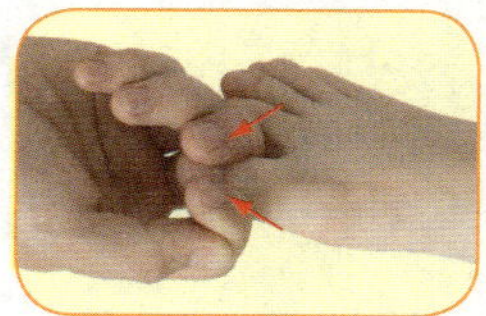

◀双指钳法

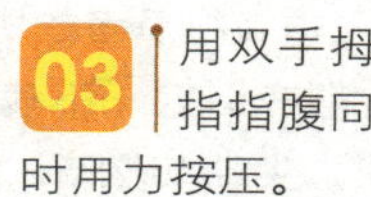

03 用双手拇指指腹同时用力按压。

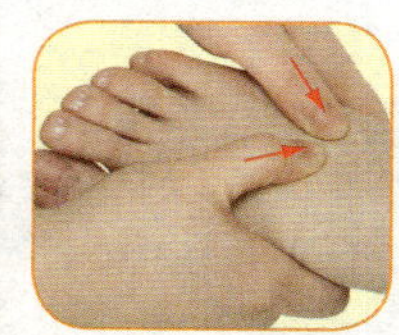

▲双拇指指腹按压法

04 操作者双手食指弯曲，用双手食指侧缘同时施力刮压。

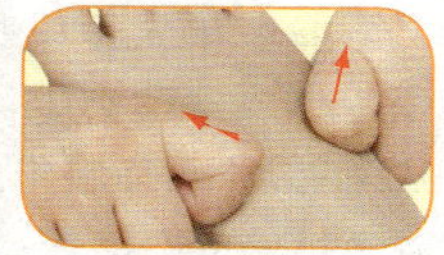

▲双食指刮压法

05 拇指指腹按压法是用拇指指腹为着力点进行按压的手法。

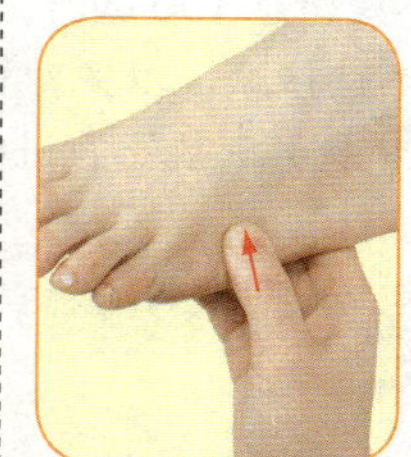

▲拇指指腹按压法

06 食指末节指腹指向掌心，虎口张大，以食指第一指关节屈曲 90° 后顶点的拇指侧为发力点。

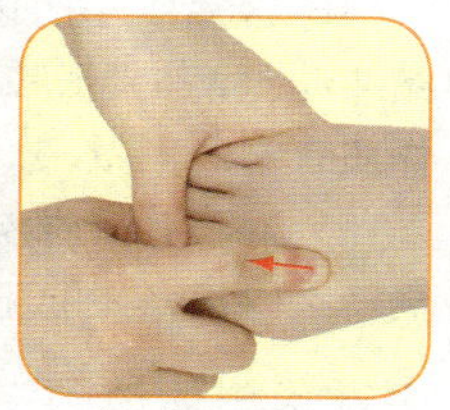

▲单食指勾掌法

07 操作者食指、中指、无名指、小指的第一、二指关节微微屈曲，拇指指腹与其他四指相对，虎口张大。

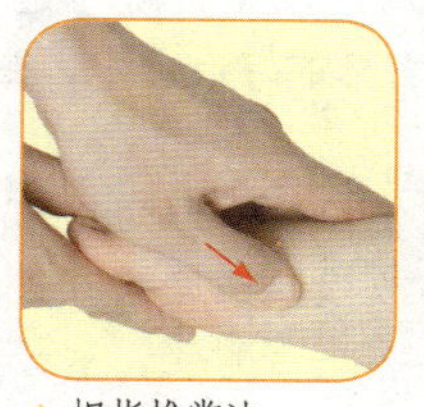

▲拇指推掌法

08 一手持脚，另一只手半握拳，以食指、中指的第一指间关节顶点施力按摩。

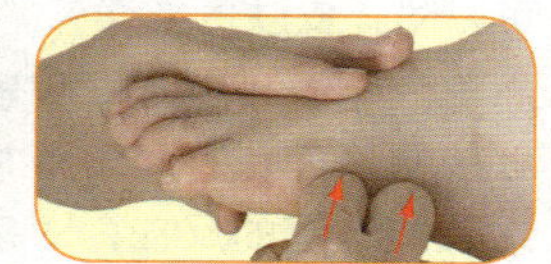

▲双指扣拳法

⊙常用工具

在足部按摩中，操作者如果没有经过专业训练，单纯用手指按摩，手指很快就会疲劳、酸软，达不到按摩力度，影响按摩疗效。因此，最好配置一些按摩工具。

● **按摩锤** 形状如同传统的锤子，质地分金属和硬木两种。

● **按摩板** 为椭圆形板状器具，可以代替手部压揉法。

● **按摩棒** 自制按摩棒。选一硬木，两头均磨成圆球形，用细砂纸打磨光滑即可使用。

● **艾条** 用艾条熏灸足部反射区及穴位。将点燃的艾条靠近足部相应部位，待有灼热感时即可离开，可以重复操作 5 ～ 6 次。

● **按摩膏** 按摩膏有油性和乳剂两种类型。油性按摩膏适合冬季使用，因为冬季人体皮肤较干燥，油性按摩膏有防止皲裂、滋润皮肤的作用；乳剂按摩膏适合春、夏、秋季。

什么是足部反射区

我们已对足疗过程中应该注意的事项以及按摩手法等的基本要求有了全面的掌握，我们还要了解足部反射区的四大部分：

足底反射区——人体脏腑器官的解剖投影区域；

足内侧反射区——人体脊椎及盆腔脏器的解剖投影区域；

足外侧反射区——人体肢体及盆腔脏器的解剖投影区域；

足背反射区——人体颜面部、躯体组织器官的解剖投影区域。

足部反射区是指人体的脏腑组织器官在人体双足部所对应的解剖部位，或者说是对应的反射区。如果将双足并排放在一起，恰像人体的整体缩影，人体各脏腑组织在足部的反射区就像一个蹲坐的人体，所以医学上称“脚是人体的第二心脏”。

人体的内脏与人一样，若是长期休息就会懒惰，就有可能为健康埋下巨大的隐患；同样，如果过度使用，也会像人自身一样因体力透支而精神萎靡，工作效率降低。通过对足部反射区的按摩，我们可以令耗损或闲置的内脏恢复工作能力。而“人体反射区健康法”，更是能让这些被闲置或已经被耗损的内脏器官得到全面的修复。

如何选取反射区

不同的病症要选用不同的足部反射区，并制订不同的足部治疗方案。病理反射区的分类具体如下：

⊙基本反射区

肾、输尿管和膀胱这三个反射区，称为“基本反射区”，是足部按摩中极其重要的区域，可以增强排泄功能，将有害物质排出体外。因此，每次按摩开始和结束时都要连续按摩这三个反射区。

⊙对症反射区

指病人主要病症相对应的反射区。如睾丸疾病选择睾丸反射区；鼻炎选用鼻反射区；上呼吸道感染选用肺和支气管反射区；前列腺增生选用前列腺反射区；胆囊炎选用胆和肝反射区等。

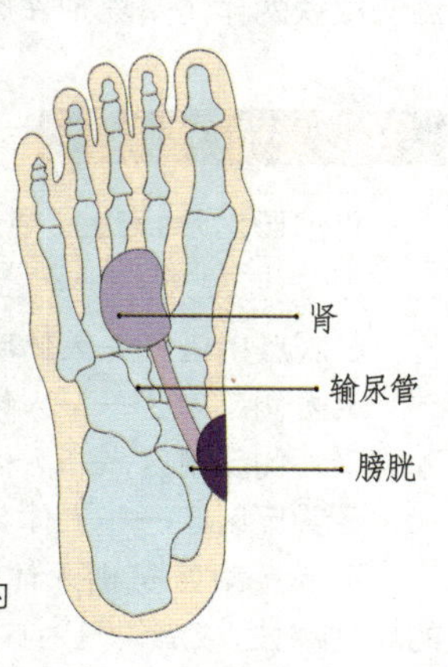

⊙辅助反射区

即关联反射区，是与病因有关的病理反射区。

如肺部疾病除已选取的反射区外，还应增加鼻、咽喉、扁桃体、大肠等反射区。各种炎症，应选取肺、脾、淋巴结（依患病部位而选取）、肾上腺、甲状旁腺、扁桃体等反射区来配合。

总之，针对不同的病症，不能用一成不变的方案进行治疗，应该具体问题具体分析。

足底反射区

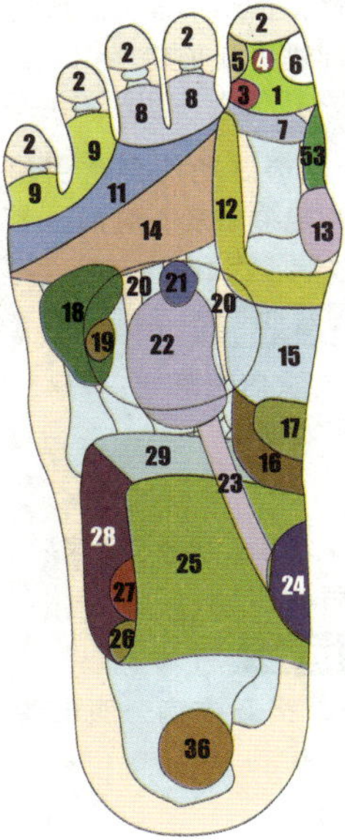

右足底反射区

1.大脑｜2.额窦｜3.脑干、小脑｜4.脑垂体
5.三叉神经｜6.鼻｜7.颈项｜8.眼｜9.耳
11.斜方肌｜12.甲状腺｜13.甲状旁腺
14.肺和支气管｜15.胃｜16.十二指肠
17.胰腺｜18.肝脏｜19.胆囊

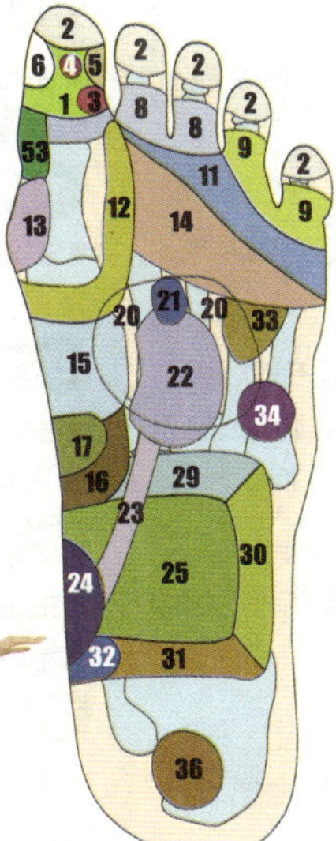

左足底反射区

20.腹腔神经丛
21.肾上腺
22.肾脏
23.输尿管
24.膀胱｜25.小肠
26.盲肠和阑尾
27.回盲瓣
28.升结肠
29.横结肠
30.降结肠
31.直肠｜32.肛门
33.心脏｜34.脾脏
36.生殖腺
53.颈椎

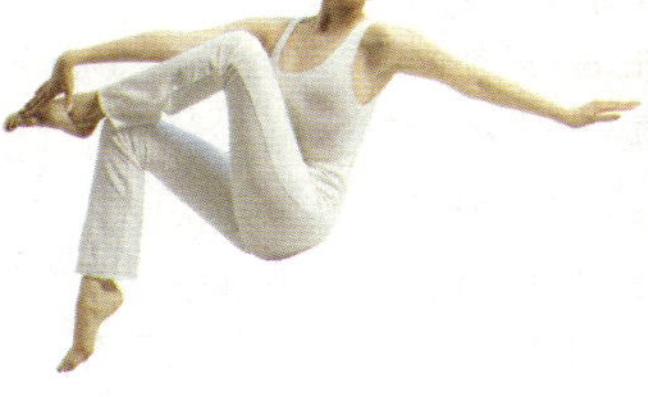

01 大脑

●主治：头痛、头晕、失眠、高血压、脑外伤后遗症、脑瘫、脑血管病及神经衰弱等。

02 额窦

●主治：前额痛、头晕、眼病、鼻病、视物不清、三叉神经痛和耳部疾病等。

03 脑干、小脑

●主治：头痛、头晕、高血压、失眠、记忆力减退及运动平衡失调等。

04 脑垂体

●主治：内分泌失调、更年期综合征、发育不良等。

05 三叉神经

●主治：偏头痛、三叉神经痛、牙痛及五官科病痛。

06 鼻

●主治：各种鼻病、呼吸道疾病等。

07 颈项

●主治：颈部酸痛、颈部软组织损伤、落枕、颈椎病、高血压、头痛、头晕及消化道疾病。

08 眼

●主治：各种眼病及与肝有关的病症。

09 耳

●主治：各种耳病、眩晕、晕车、晕船等。

11 斜方肌

●主治：落枕、颈背酸痛、手臂酸麻无力等。

12 甲状腺

●主治：甲状腺功能亢进或低下、失眠、心悸、情绪不佳、肥胖症等，并能促进小儿长高。

13 甲状旁腺

●主治：甲状旁腺功能异常引起的缺钙、手足痉挛及心脏病、各种过敏性疾病、皮肤病、妇科病等。

14 肺和支气管

●主治：肺与支气管病症、鼻病、心脏病、便秘等。

15 胃

●主治：胃部疾病、厌食、糖尿病、胆囊等疾病。

16 十二指肠

●主治：十二指肠疾病、腹部饱胀、消化不良等。

17 胰腺

●主治：胰腺疾病、消化不良、糖尿病等。

18 肝脏

●主治：肝脏疾病、血液病、脂血症、眼病、眩晕。

19 胆囊

●主治：胆囊疾病、肝脏疾病、失眠、消化不良、胃肠功能紊乱等。

20 腹腔神经丛

● 主治：腹腔内各器官的病症，主要是用于消化系统、神经系统的疾病，可以缓解自主神经的张力。

21 肾上腺

● 主治：肾上腺疾病、各种感染、心律不齐、休克、过敏性疾病、风湿病、糖尿病等。

22 肾脏

● 主治：泌尿系统疾病、肾病及与肾有关的疾病。

23 输尿管

● 主治：尿路结石、前列腺炎、排尿困难等泌尿系统疾病。

24 膀胱

● 主治：膀胱炎、泌尿系结石及泌尿系其他疾病。

25 小肠

● 主治：小肠炎症、腹泻、胃肠功能紊乱、消化不良、心律失常、失眠等。

26 盲肠和阑尾

● 主治：盲肠炎、阑尾炎、下腹部胀气等。

27 回盲瓣

● 主治：肠炎、便秘、下腹部胀气、腹痛等。

28 升结肠

● 主治：结肠炎、便秘、腹泻、腹胀、腹痛等。

29 横结肠

● 主治：便秘、腹泻、腹痛、结肠炎等。

30 降结肠

● 主治：便秘、腹泻、腹痛、结肠炎等。

31 直肠

● 主治：乙状结肠炎、直肠炎、便秘、腹泻等。

32 肛门

● 主治：痔疮（内痔和外痔）、肛裂、肛门下垂、便秘、便血等。

33 心脏

● 主治：心脏病、高血压、休克、失眠、盗汗、肺部疾病。

34 脾脏

● 主治：发热、炎症、贫血、高血压、舌炎、唇炎、食欲不振、消化不良、皮肤过敏等。

36 生殖腺

● 主治：男女性功能低下、男女不孕症、月经不调、前列腺肥大、子宫肌瘤等，并有抗衰老的作用。

53 颈椎

● 主治：颈椎病、颈项僵硬或酸痛、落枕等各种颈椎病。

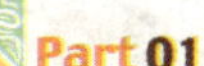

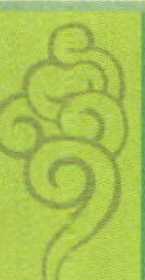

足内侧反射区

足内侧反射区

38.髋关节｜49.腹股沟｜50.子宫或前列腺｜51.阴茎、阴道、尿道｜52.直肠、肛门｜54.胸椎｜55.腰椎｜56.骶椎和尾椎｜57.内尾骨｜62.坐骨神经

38 髋关节

- **手法**：拇指推掌法。
- **功用**：活血，通络，止痛。
- **主治**：髋关节痛、坐骨神经痛、臀肌损伤、肩关节、下肢瘫痪以及关节疾病。

49 腹股沟

- **手法**：拇指推掌法。
- **功用**：温肾壮阳。

●主治：腹股沟部疾病、疝气、淋巴结炎、生殖系统疾病、性功能低下，精索静脉曲张，还有延缓衰老等作用。

50 子宫或前列腺

●手法：拇指指腹推压法。

●功用：补肾益精，活血养宫。

●主治：子宫病变、痛经、尿路感染、前列腺炎、前列腺肥大、性功能低下等相关疾病。

51 阴茎、阴道、尿道

●手法：拇指指腹推压法。

●功用：消炎解毒，通淋利尿。

●主治：泌尿系感染、排尿障碍、会阴部病症等。

52 直肠、肛门

●手法：拇指推掌法。

●功用：宽肠，通便，消痔，解毒。

●主治：痔疮、肛裂、直肠炎、便秘、腹泻等。

54 胸椎

●手法：用拇指推法或食指压刮法。

●功用：舒筋，活血，通脉。

●主治：胸背部病症，如胸椎间盘突出症、胸椎病变、肩背疼痛、肋间神经痛等，胸腔内器官疾病，如心、肺、食管、气管的病症。

55 腰椎

●手法：用拇指推法或食指压刮法。

●功用：活血，通络，止痛。

●主治：腰背酸痛、腰肌劳损、腰椎间盘突出症、腰椎骨质增生、坐骨神经痛，以及腰椎其他疾患、腹腔和盆腔内的病症等。

56 骶椎和尾椎

●手法：拇指推法或食指压刮法。

●功用：活血，通络。

●主治：骶椎挫伤、骶骨骨质增生、会阴部疾病、坐骨神经痛、颈椎病、失眠、便秘、不孕症、性功能异常等。

57 内尾骨

●手法：食指勾掌法。

●功用：活血，通络，消痔，止痛。

●主治：骶尾部挫伤、骶骨软组织损伤、坐骨神经痛、神经衰弱、失眠、头痛、痔疮、生殖系统疾病等。

62 坐骨神经

●手法：拇指推法。

●功用：活血，通络，止痛。

●主治：坐骨神经痛、坐骨神经炎、腰椎间盘突出症、急性腰扭伤、双下肢末梢神经炎、膝和小腿疼痛、腿部酸痛、中风、糖尿病等。

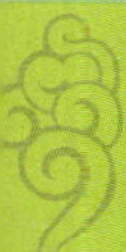

足外侧反射区

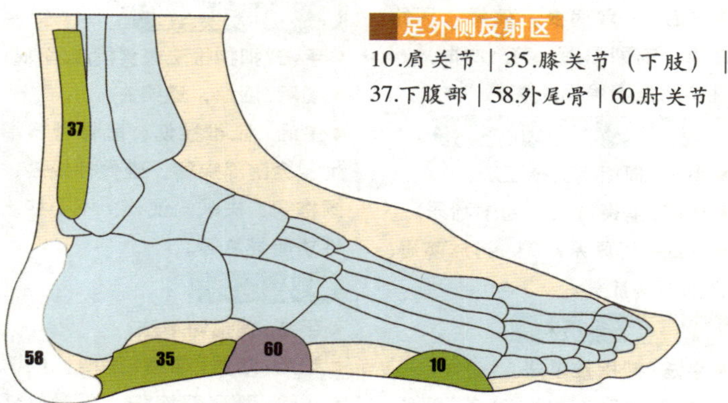

足外侧反射区

10.肩关节｜35.膝关节（下肢）｜37.下腹部｜58.外尾骨｜60.肘关节

10 肩关节

● **解剖：** 肩由肱骨头与肩胛骨的关节盂构成。肩可做多方向较大幅度的运动。

● **定位：** 位于双脚外侧第 5 跖趾关节后方凹陷处。

● **手法：** 单食指扣拳法。

一手持脚，另一手半握拳，食指弯曲、定点施力按压；力度以产生酸痛为宜。

● **功用：** 通经活络，祛风除湿，止痛利节。

● **主治：** 肩关节疼痛、肩周炎、手臂无力、肩背痛、颈椎病、上肢瘫痪以及髋、膝、肘、踝、腕等关节疾病。

35 膝关节（下肢）

解剖：膝由股骨内外侧髁、胫骨内外侧髁及髌骨构成，主管下肢的屈、伸活动。

定位：位于双脚外侧跟骨前缘，骰骨、距骨下方形成的半圆形凹陷处。

手法：单食指扣拳法。

用双食指分别定点顶压两个凹陷处；也可用食指、中指近侧指间关节背侧同时顶压两个凹陷处。

功用：活血通络，祛风除湿，止痛利节。

主治：肘关节外伤、网球肘炎症、肘关节酸痛等病症。

37 下腹部

解剖：腹部肚脐以下的区域。

定位：位于双腿腓骨外后方，自外踝向上延伸4横指的带状区域，与足内侧的直肠及肛门反射区相对应。

手法：拇指推掌法。

从外踝骨后方向上推压，用力至有酸胀感。

功用：补肾，益精，活血，通经，利小便。

主治：月经不调、女性月经期间痛经、腹痛、腹胀等疾病。

58 外尾骨

解剖：尾骨由4～5块退化的尾椎骨结合而成，上接骶骨，下端游离，具有保持全身平衡的作用。

定位：位于双脚跟骨外侧，沿跟骨结节后外侧呈“L”形区域。

手法：食指勾掌法。

跟骨后上方开始勾刮至足跟外后下方拐弯处时，用食指近侧指间关节垂直顶压至有酸胀感，然后再用食指勾刮外下方，到前方与膝反射区相接。

功用：活血，止痛，消痔。

主治：坐骨神经痛、骶尾部挫伤、生殖系统疾病等。

60 肘关节

解剖：肘是由肱骨下端和桡、尺骨上端构成的复合关节，包括肱尺关节、肱桡关节、桡尺近侧关节，主管上肢的屈伸活动。

定位：位于双脚外侧第5跖趾关节后方凹陷处。

手法：双食指扣拳法。

用双食指分别定点顶压两个凹陷处。

功用：活血通络，祛风除湿，止痛利节。

主治：肘关节外伤、网球肘、肘关节酸痛等。

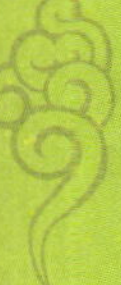

足背反射区

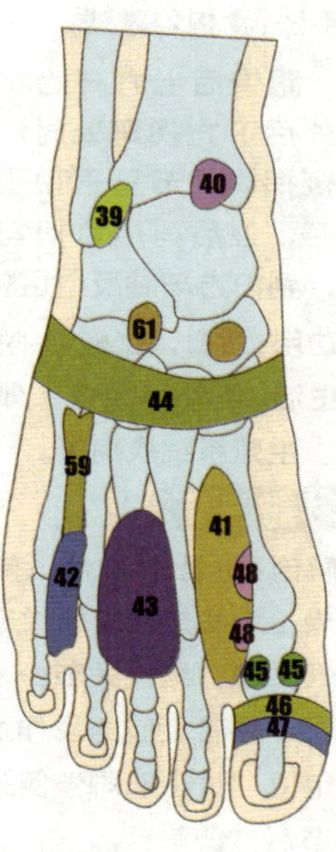

足背侧反射区

39.上身淋巴结
40.下身淋巴结
41.胸部淋巴结
42.内耳迷路
43.胸（乳房）
44.横膈膜
45.扁桃体
46.下颌
47.上颌
48.喉、气管、声带
59.肩胛骨
61.肋骨

39 上身淋巴结

- **手法：**拇指指腹按压法。
- **功用：**扶正祛邪，增强机体免疫力。
- **主治：**各种炎症、发热、免疫功用低下等。

40 下身淋巴结

- **手法：**拇指指腹按压法。
- **功用：**扶正祛邪，增强机体免疫力。

● 主治：各种炎症、发热、下肢水肿、踝部肿胀、蜂窝组织炎，还有增强免疫力、抗癌等作用。

41 胸部淋巴结

● 手法：拇指推掌法。

● 功用：扶正祛邪，增强机体免疫力。

● 主治：各种炎症、发热、胸痛、免疫力低下。

42 内耳迷路

● 手法：拇指推掌法。

● 功用：平肝益肾，调理阴阳。

● 主治：头晕、晕车、耳鸣、高血压、低血压等。

43 胸（乳房）

● 手法：拇指推掌法。

● 功用：清热解毒，抗癌护胸。

● 主治：胸痛、乳腺炎、乳腺癌、乳汁不足、失眠、更年期综合征等。

44 横膈膜

● 手法：食指刮压法。

● 功用：降逆和胃。

● 主治：腹胀、呕吐、消化系统疾病、循环系统疾病、呼吸系统疾病、膈肌痉挛、哮喘等。

45 扁桃体

● 手法：拇指指腹按压法。

● 功用：消炎，增强机体免疫力。

● 主治：上呼吸道感染、扁桃体炎、咽炎、喉炎、鼻炎等。

46 下颌

● 手法：拇指推掌法。

● 功用：通经，活络，止痛，美容。

● 主治：牙痛、口腔溃疡、打鼾、面部美容、下颌关节功能紊乱等。

47 上颌

● 手法：拇指推掌法。

● 功用：通经，活络，止痛，美容。

● 主治：牙痛、牙龈炎、口腔疾病、腮腺疾病、面部美容等。

48 喉、气管、声带

● 手法：单食指勾掌法。

● 功用：调理气血，泻火清音。

● 主治：咽炎、扁桃体炎、声音嘶哑及其他上呼吸道感染、中风不语等。

59 肩胛骨

● 手法：双手拇指推压法。

● 功用：活血，通络，止痛。

● 主治：肩周炎、肩部酸胀疼痛、肩颈综合征、肩关节活动障碍等。

61 肋骨

● 手法：拇指指腹按压法。

● 功用：宽胸理气，平肝止痛。

● 主治：牙痛、口腔溃疡、打鼾、面部美容、下颌关节功能紊乱等。

Part 02

日常保健，从足部开始

头部保健

——按按足底，醒脑充精力

大脑有人体的中枢系统，因此头部保健足底按摩法尤其适用于脑力劳动者。长期坚持，可聪耳明目、提神醒脑，使人精力充沛。

选取反射区

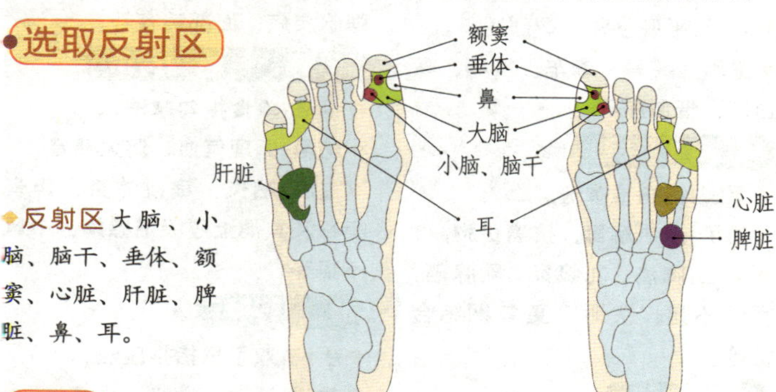

反射区 大脑、小脑、脑干、垂体、额窦、心脏、肝脏、脾脏、鼻、耳。

手法

鼻反射区运用拇指指腹按压法，其余反射区运用单食指扣拳法。

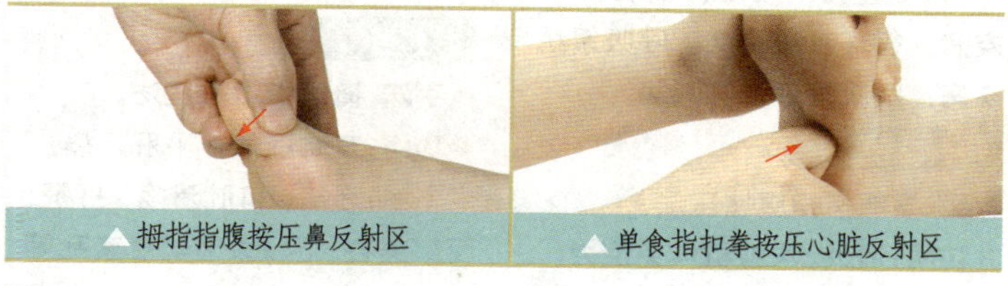

拇指指腹按压鼻反射区　单食指扣拳按压心脏反射区

眼部保健

——护眼明目促循环

眼睛是心灵的窗户，是重要的视觉器官，眼部保健足底按摩法可以增进眼睛的血液循环，增强眼部肌肉的弹性，达到预防眼病、防治近视及眼部美容的作用。

选取反射区

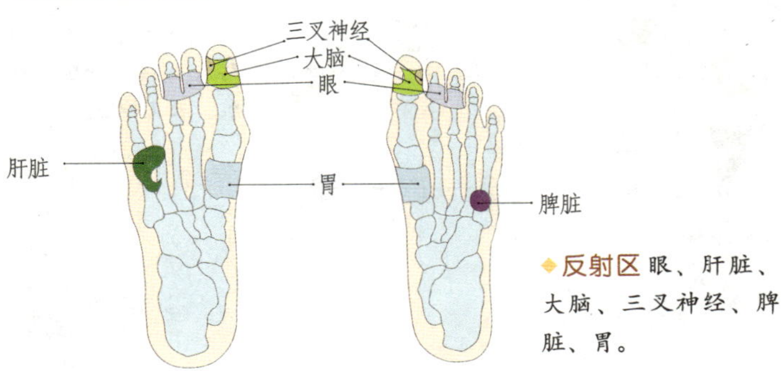

反射区 眼、肝脏、大脑、三叉神经、脾脏、胃。

手法

三叉神经反射区运用拇指指腹按压法，其余反射区运用单食指扣拳法。

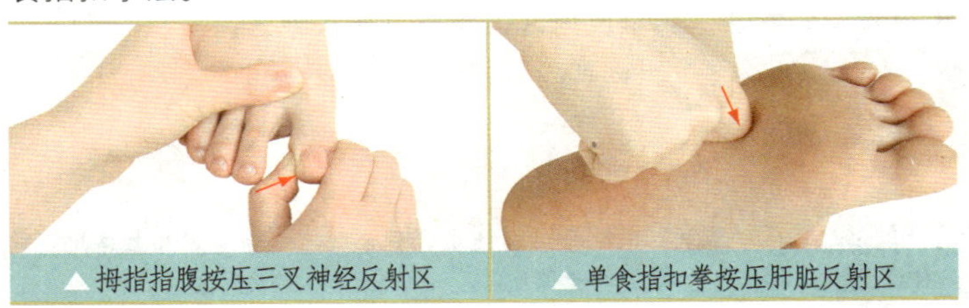

▲拇指指腹按压三叉神经反射区　▲单食指扣拳按压肝脏反射区

耳部保健

——刺激听神经，提升听力

长期坚持耳部保健足底按摩法，可以促进耳部血液循环，刺激听神经，提升听力。

选取反射区

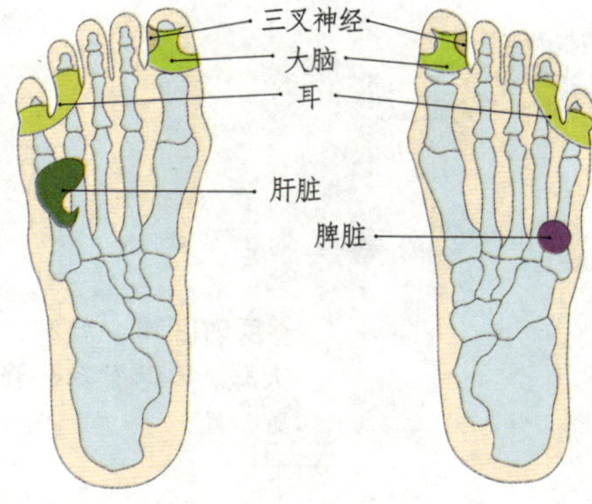

◆**反射区** 耳、内耳迷路、大脑、肝脏、脾脏、三叉神经。

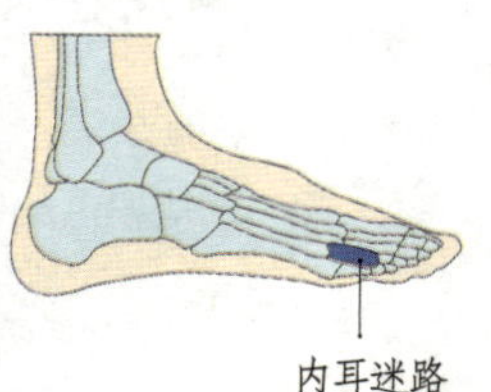

手法

三叉神经反射区运用拇指指腹按压法，内耳迷路反射区运用单食指勾掌法。其余反射区运用单食指扣拳法。

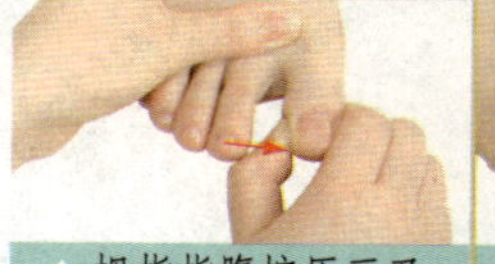

▲拇指指腹按压三叉神经反射区

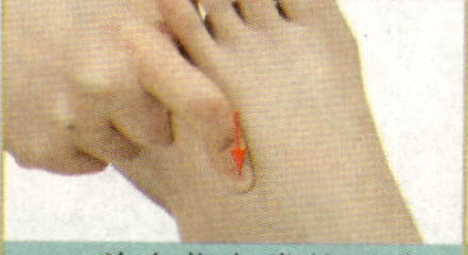

▲单食指勾掌按压内耳迷路反射区

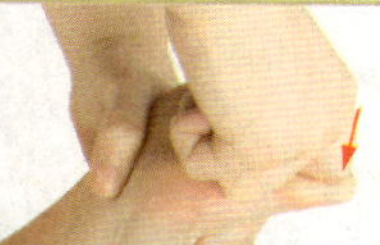

▲单食指扣拳顶压大脑反射区

鼻部保健

——畅通鼻道，预防鼻炎

鼻为呼吸气体出入的门户，鼻道畅通，则肺气也通畅。长期坚持鼻部保健足底按摩法，可以改善鼻部的血液循环，增强抵抗力，预防鼻炎的发生。

选取反射区

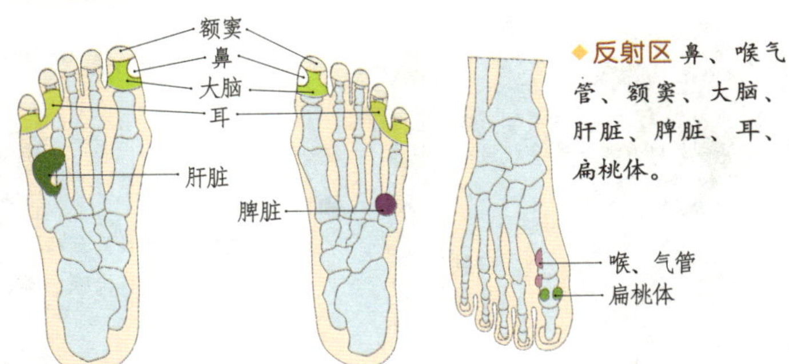

◆反射区 鼻、喉气管、额窦、大脑、肝脏、脾脏、耳、扁桃体。

手法

鼻反射区运用拇指指腹按压法，喉、气管反射区运用单食指勾掌法。其余反射区运用单食指扣拳法。

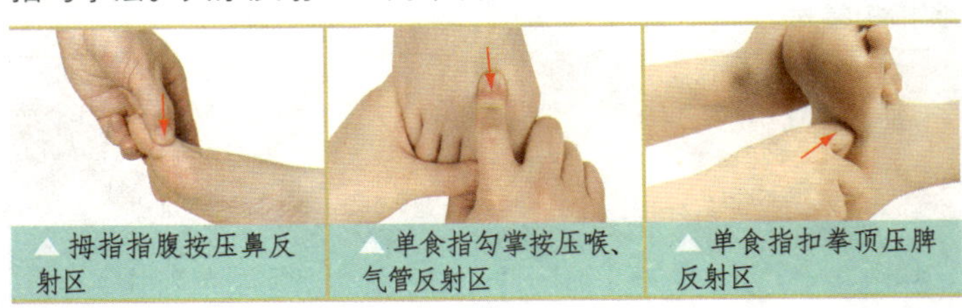

△拇指指腹按压鼻反射区

△单食指勾掌按压喉、气管反射区

△单食指扣拳顶压脾反射区

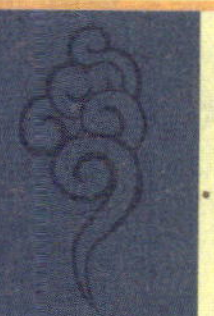

预防感冒

——补益肺气，增强免疫力

肺主皮毛，外邪从皮毛侵入体内，首先侵犯到肺部。肺气是人体抵抗外邪的屏障，所以运用补益肺气的方法可以提高机体的抗病能力，预防感冒。

选取反射区

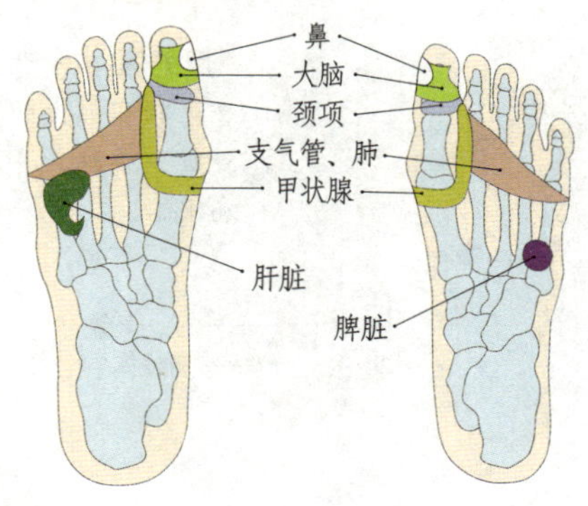

◆反射区 大脑、颈项、支气管、肺、甲状腺、鼻、肝脏、脾脏。

手法

颈项、鼻反射区运用拇指指腹按压法，其余反射区运用单食指扣拳法。

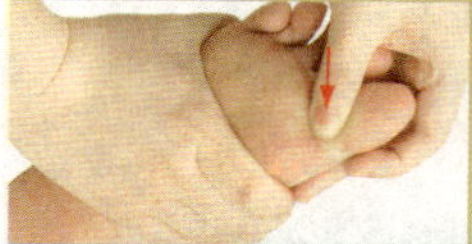

▲拇指指腹按压颈项反射区

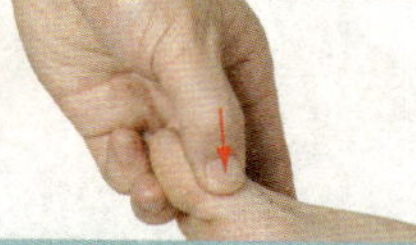

▲拇指指腹按压鼻反射区

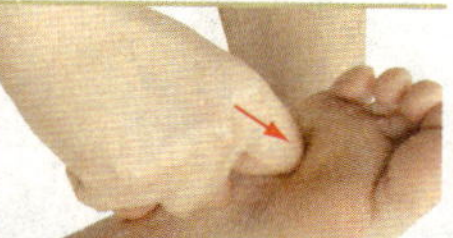

▲单食指扣拳顶压支气管、肺反射区

预防失眠

——补心安神，益智健脑

心主神明，中医认为失眠为心神不安所致，所以运用补心安神的方法，可以调养心神，健脑益智，达到预防失眠的作用。

选取反射区

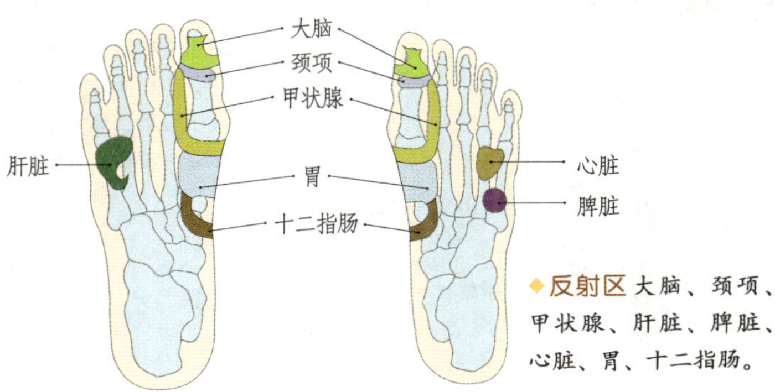

◆**反射区** 大脑、颈项、甲状腺、肝脏、脾脏、心脏、胃、十二指肠。

手法

颈项反射区运用拇指指腹按压法，其余反射区运用单食指扣拳法。

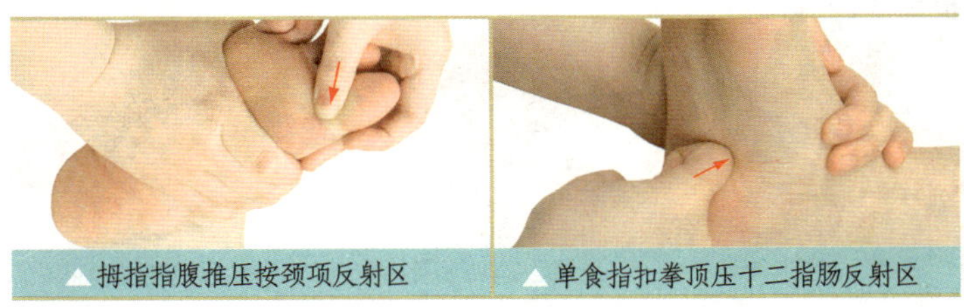

▲拇指指腹推压按颈项反射区　▲单食指扣拳顶压十二指肠反射区

调脾胃助消化

——补足血气，百病不生

脾胃为后天之本，气血化生之源。脾胃功能正常，则气血充足，百病不生。所以运用足部按摩疗法调理脾胃的方法，可以助消化，达到增强机体抵抗力的作用。

选取反射区

◆**反射区** 肝脏、脾脏、胃、十二指肠、胰、胆囊、升结肠、横结肠、降结肠、直肠。

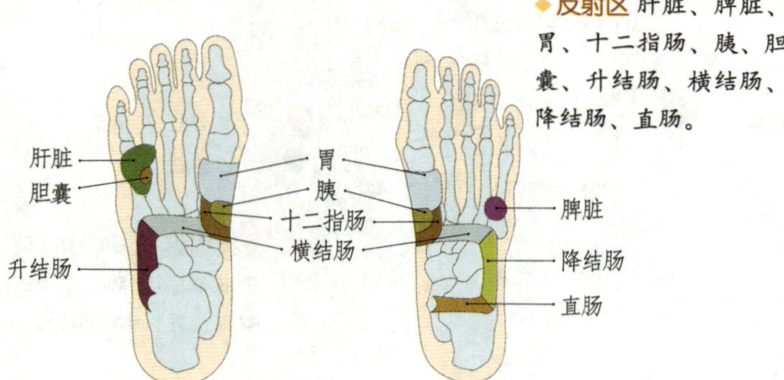

手法

胃、十二指肠、脾脏反射区运用顶压法，其余反射区运用屈指点法。

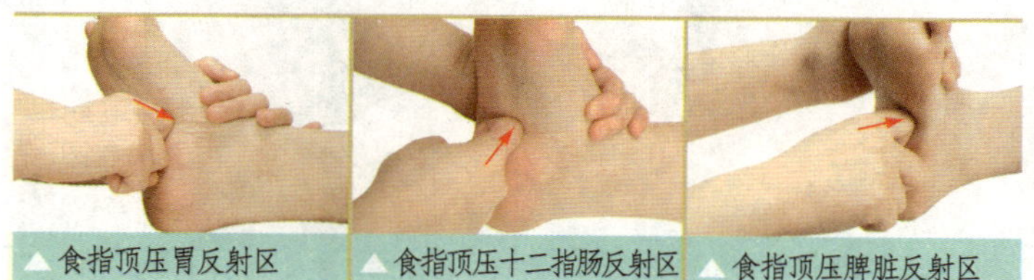

▲食指顶压胃反射区　▲食指顶压十二指肠反射区　▲食指顶压脾脏反射区

养肾延年

——充盛精气益骨骼

肾为人体先天之本，肾中精气充盛则精气化血生髓，充养骨骼。因此，运用此法可以养肾填精，延年益寿。

选取反射区

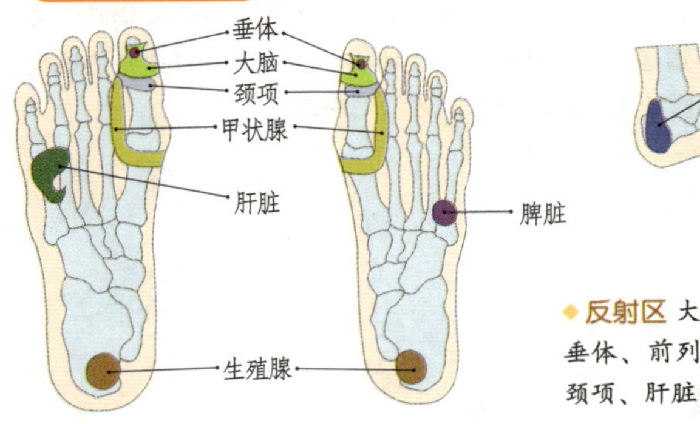

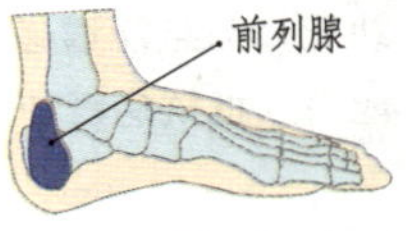

◆反射区 大脑、甲状腺、垂体、前列腺、生殖腺、颈项、肝脏、脾脏。

手法

颈项反射区运用拇指指腹按压法，前列腺、生殖腺反射区运用双拇指指腹推按法，其余反射区运用单食指扣拳法。

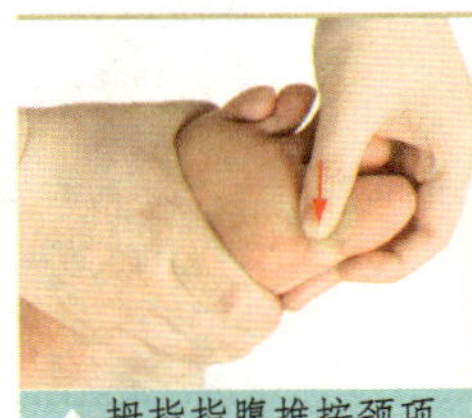

△ 拇指指腹推按颈项反射区

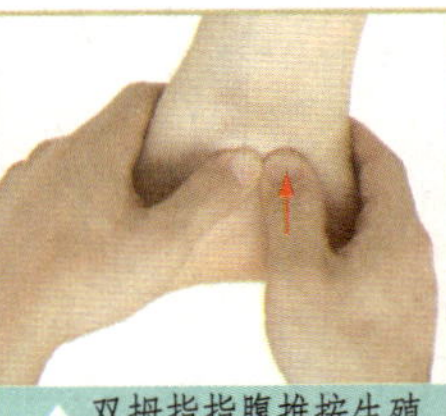

△ 双拇指指腹推按生殖腺反射区

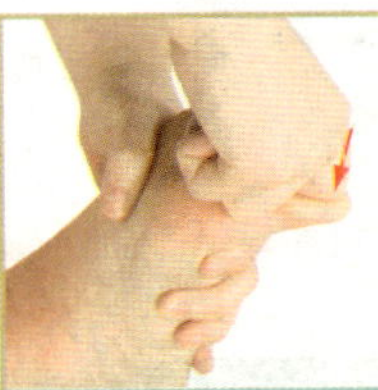

△ 单食指扣拳顶压大脑反射区

Part 03

常见疾病，足疗有特效

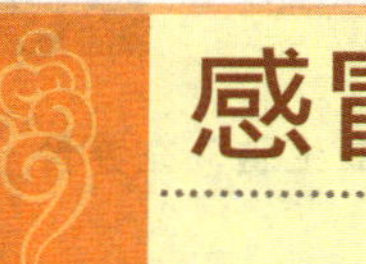

感冒

——抗病毒，提高免疫力

足部按摩对感冒有较好的疗效，按摩足部穴位不但能增强免疫功能，而且能增强机体的各项生理功能，使机体发挥其自身的抗病能力，抵抗病毒和细菌的感染，以达到治病的目的。

选用反射区

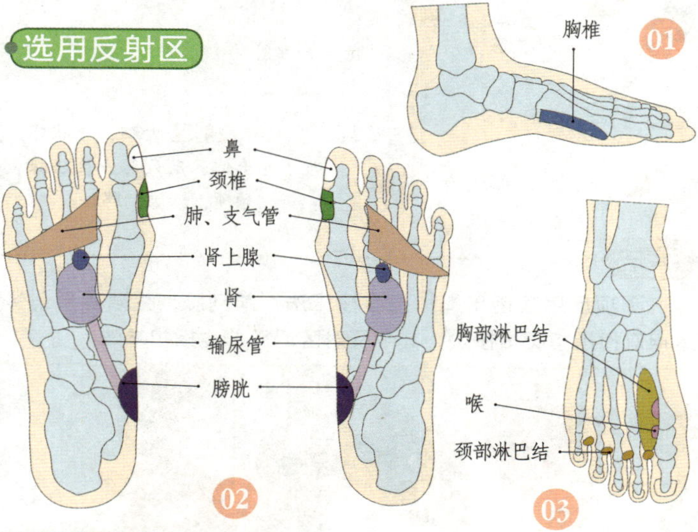

01
胸椎

02
鼻
颈椎
肺、支气管
肾上腺
肾
输尿管
膀胱

03
胸部淋巴结
喉
颈部淋巴结

按摩方法

每次按摩 15 ～ 20 分钟，每日 2 次，5 ～ 7 天为 1 疗程。

01 依次食指扣拳法顶压肾和肾上腺反射区各 50 次，向足跟方向顶压。

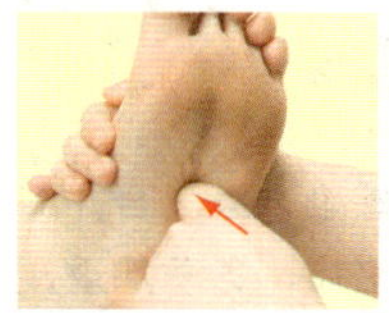
1-1 顶压肾反射区

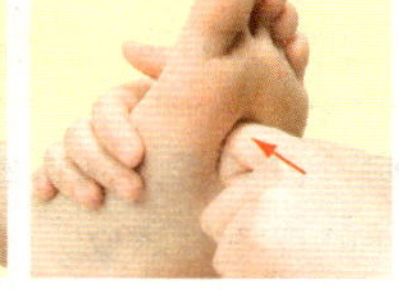
1-2 顶压肾上腺反射区

02 拇指指腹推压法推按输尿管反射区。

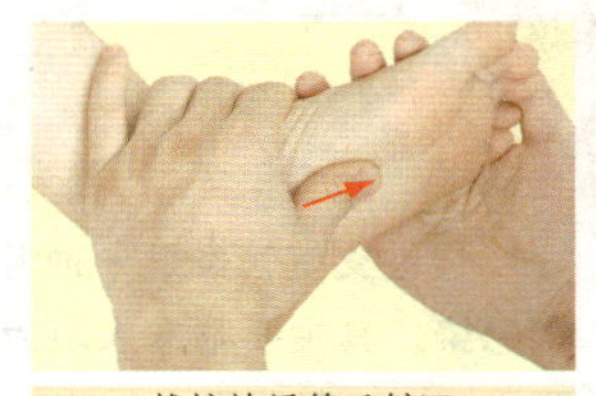
推按输尿管反射区

03 食指扣拳法顶压膀胱、鼻、颈部淋巴结反射区各 50 次。

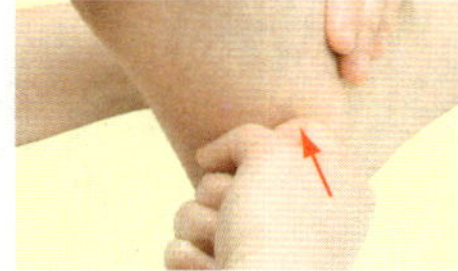
3-1 顶压膀胱反射区

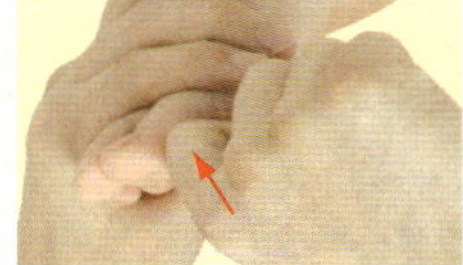
3-2 顶压鼻反射区

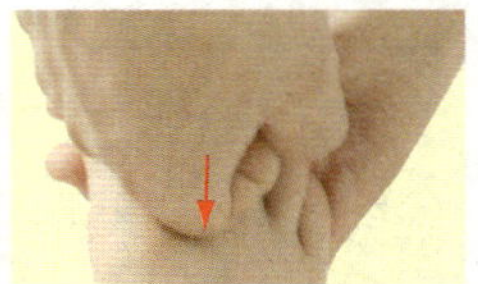
3-3 顶压颈部淋巴结反射区

04 由足外侧向足内侧拇指推压法推按肺反射区 50 次。

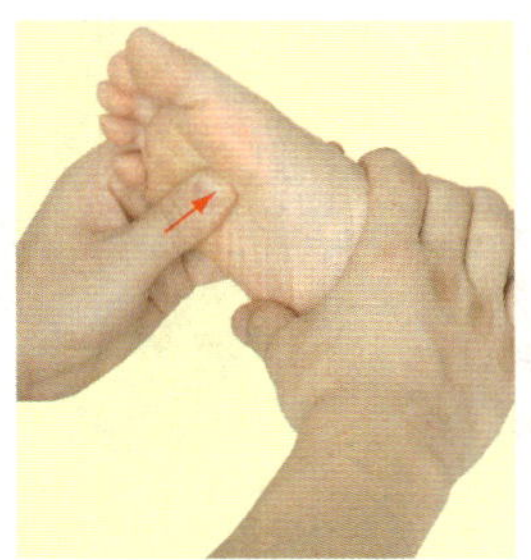
推按肺反射区

05 食指扣拳法顶压胸部淋巴结和喉反射区各 50 次。

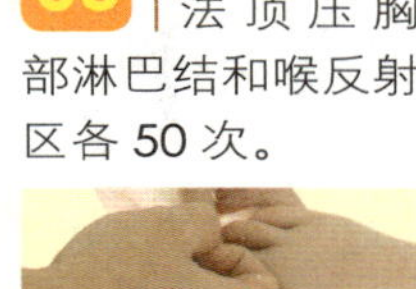
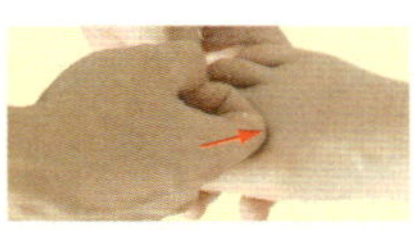
5-1 顶压胸部淋巴结反射区

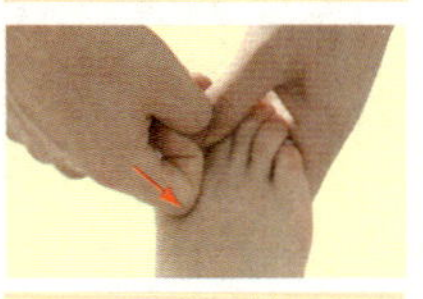
5-2 顶压喉反射区

06 拇指指腹推压法推按颈椎和胸椎反射区各 30 次。

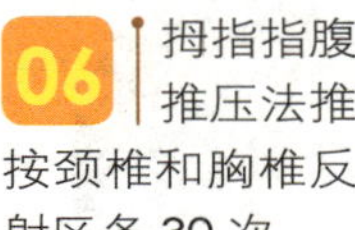
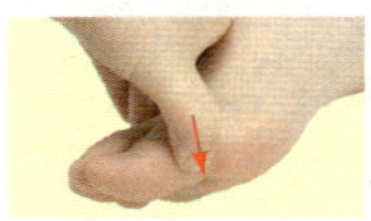
6-1 推按颈椎反射区

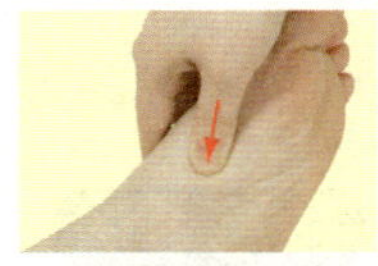
6-2 推按胸椎反射区

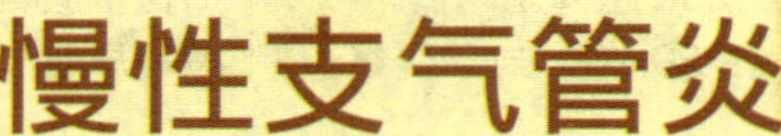

慢性支气管炎

——祛痰化湿，镇咳理气

慢性支气管炎是一种常见病，该病常为病毒感染，继之合并细菌感染。其主要临床表现为慢性或反复性咳嗽、咯痰，冬季加重，夏季缓解，持续两年以上。部分患者有哮喘症状，称为“喘息性支气管炎”。因此，慢性支气管炎的治疗应以增强患者体质，提高其机体免疫力，调节各脏腑功能为主。

选用反射区

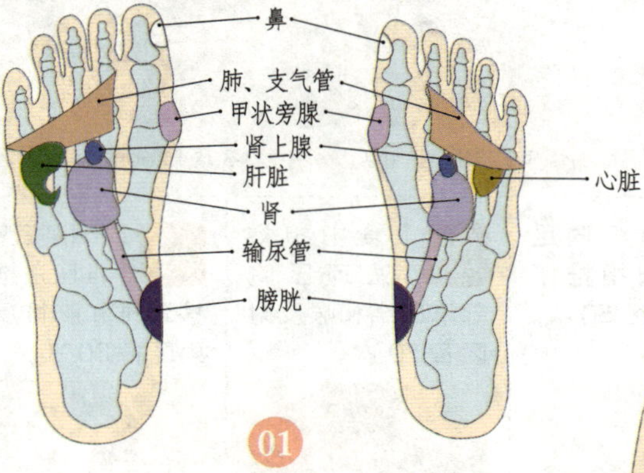

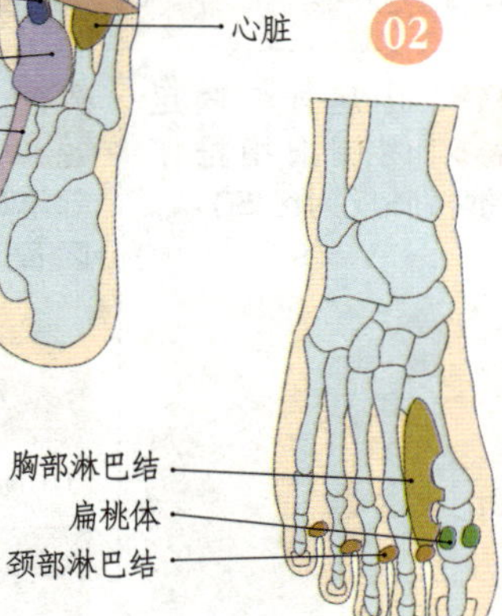

鼻
肺、支气管
甲状旁腺
肾上腺
肝脏
肾
输尿管
膀胱
心脏

01

02

胸部淋巴结
扁桃体
颈部淋巴结

按摩方法

每次按摩30～40分钟，每日1次，10～15天为1疗程。

01 食指扣拳法依次顶压肾、肾上腺、膀胱反射区各 50 次，用力可以稍重，以感到酸痛为度。

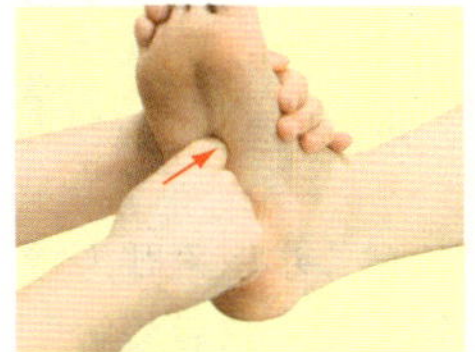

1-1 顶压肾反射区

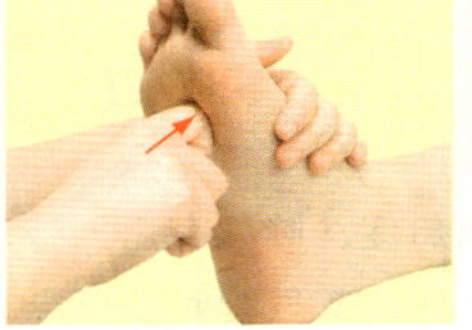

1-2 顶压肾上腺反射区

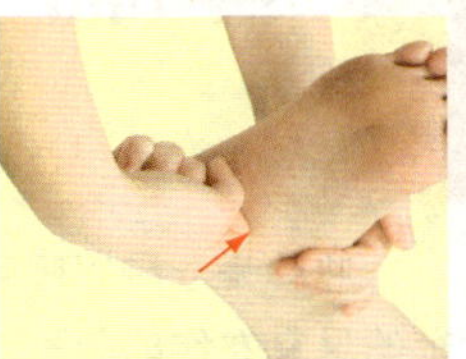

1-3 顶压膀胱反射区

02 由足趾向足跟方向拇指指腹推压法推按输尿管反射区 50 次，每分钟 30 ~ 50 次。

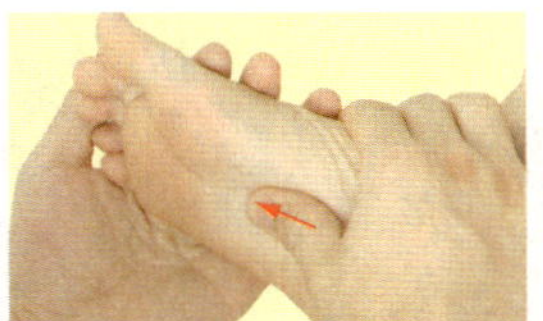

推按输尿管反射区

03 食指扣拳法依次顶压肺、胸部淋巴结、扁桃体、颈部淋巴结、甲状旁腺、心脏、肝脏、鼻反射区各 50 次。

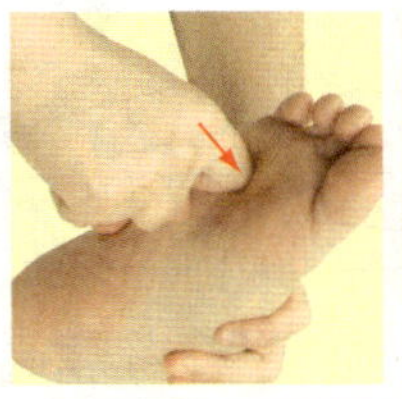

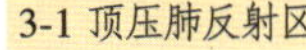

3-1 顶压肺反射区

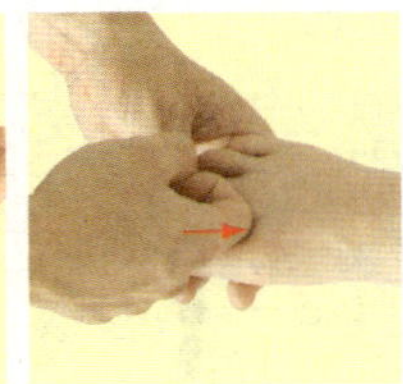

3-2 顶压胸部淋巴结反射区

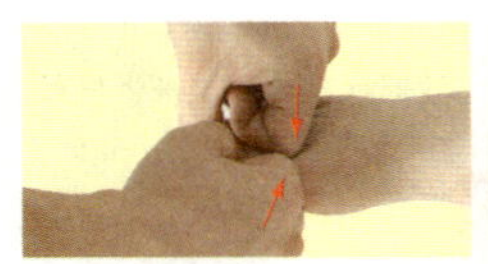

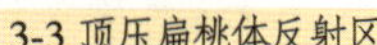

3-3 顶压扁桃体反射区

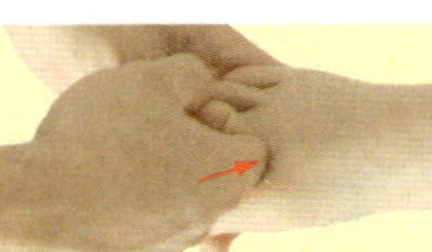

3-4 顶压颈部淋巴结反射区

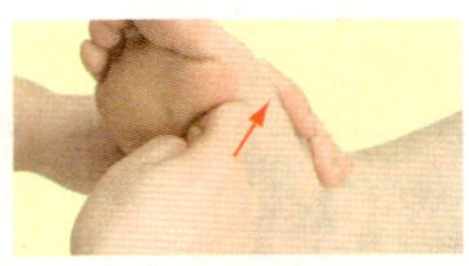

3-5 顶压甲状旁腺反射区

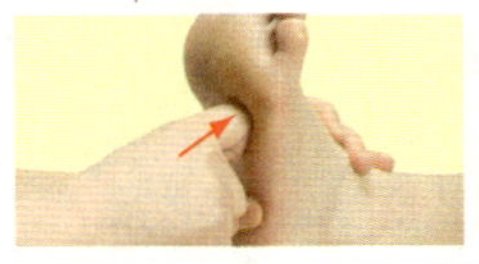

3-6 顶压心脏反射区

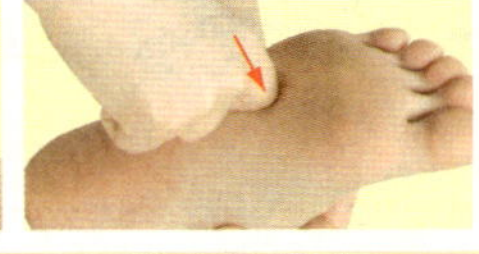

3-7 顶压肝脏反射区

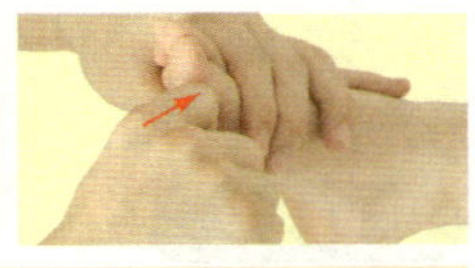

3-8 顶压鼻反射区

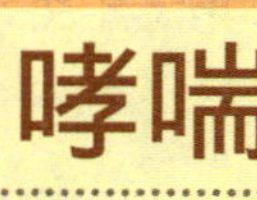

哮喘

——宣肺平喘，宽胸理气

哮喘是一种以呼吸急促、哮鸣有声、张口抬肩、难以平卧为特征的反复发作的肺系疾病。支气管哮喘可自行缓解或治疗后缓解。足部按摩疗法是防治哮喘常用的辅助方法，具有治本之功。

选用反射区

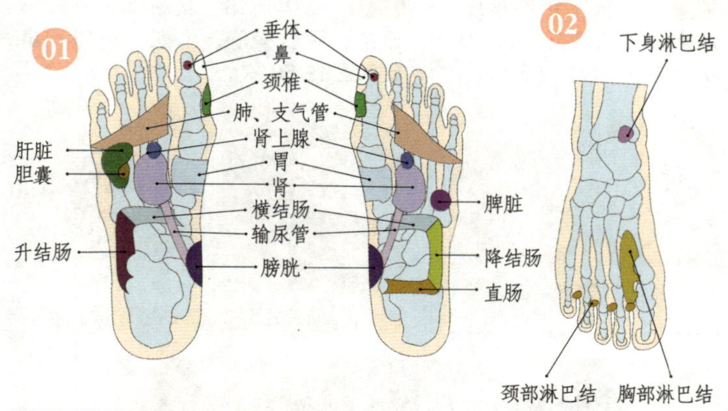

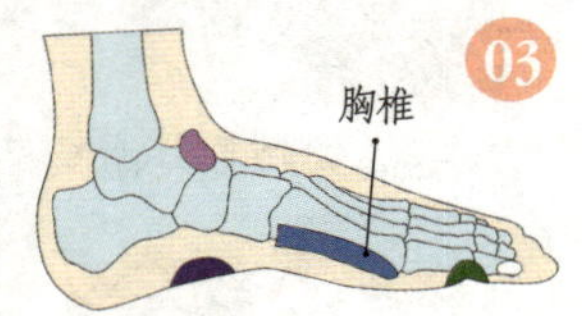

按摩方法

每次按摩 30 ~ 40 分钟，每日 1 次，10 ~ 15 天为 1 疗程。

01 食指扣拳法顶压肾、肾上腺、垂体、膀胱反射区各 50 次，按摩力度以局部胀痛为宜。

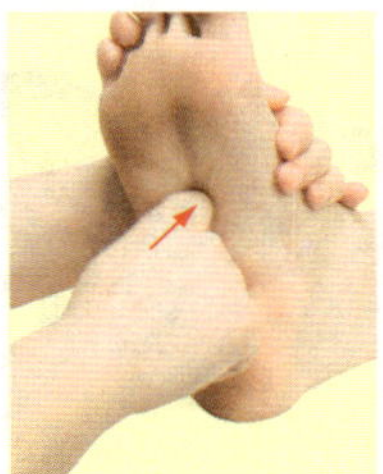
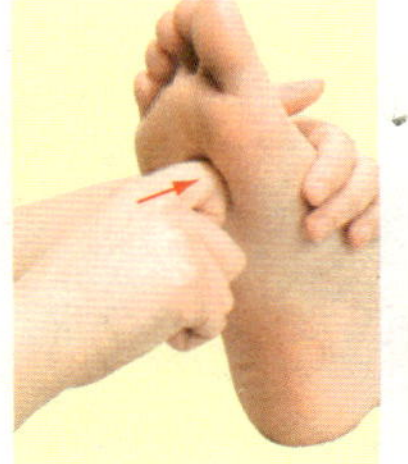

1-1 顶压肾反射区　1-2 顶压肾上腺反射区

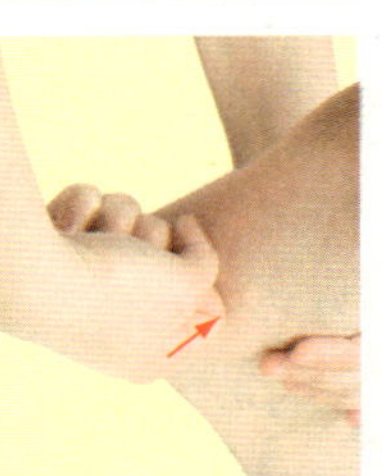

1-3 顶压垂体反射区　1-4 顶压膀胱反射区

02 由足趾向足跟方向拇指指腹推压法推按输尿管反射区 50 次。推按速度以每分钟 30 ~ 50 次为宜。

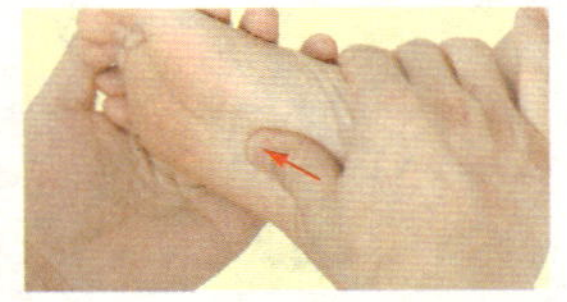

推按输尿管反射区

03 拇指指腹推压法推按肺反射区 50 次。

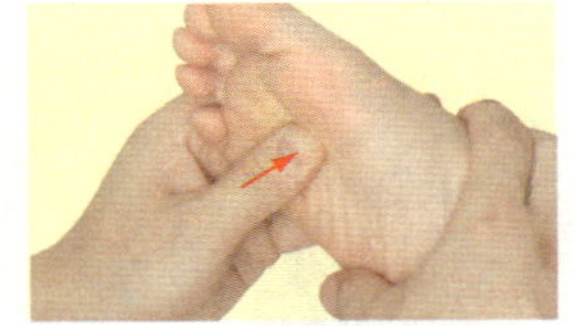

推按肺反射区

04 食指扣拳法顶压鼻、颈部淋巴结、胸部淋巴结、下身淋巴结反射区各 50 次。

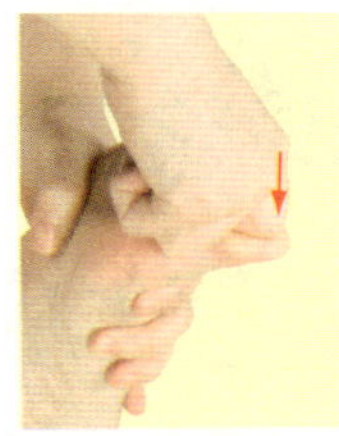

4-1 顶压鼻反射区

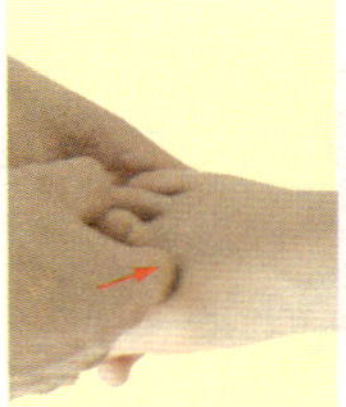

4-2 顶压颈部淋巴结反射区

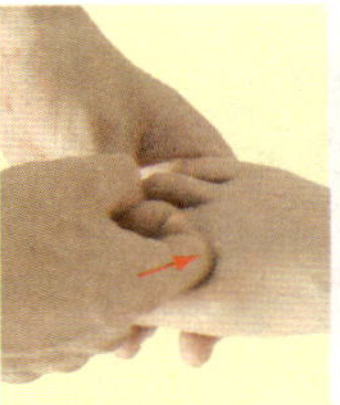

4-3 顶压胸部淋巴结反射区

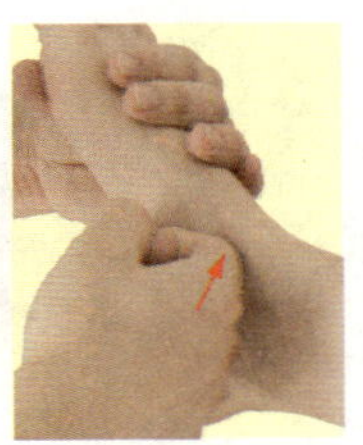

4-4 顶压下身淋巴结反射区

05 由足跟向足趾方向拇指指腹推压法推按升结肠反射区 50 次，从右向左推按横结肠反射区 50 次，从足趾向足跟方向推按降结肠反射区 50 次，从足外侧向足内侧推按直肠反射区 50 次，依次进行。

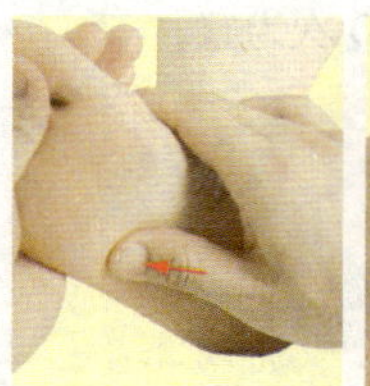

5-1 推按升结肠反射区

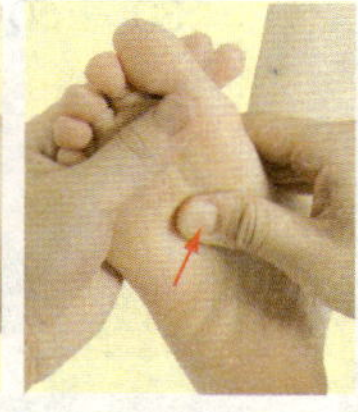

5-2 推按横结肠反射区

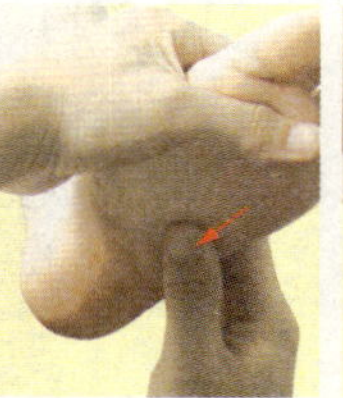

5-3 推按降结肠反射区

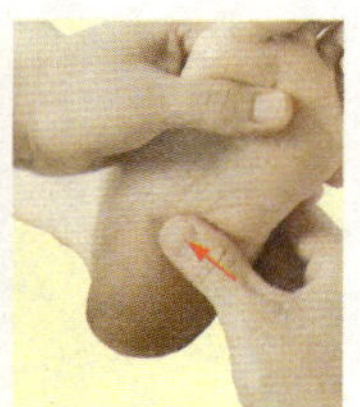

5-4 推按直肠反射区

06 食指扣拳法顶压颈椎、胸椎、胃、胆囊、肝脏、脾脏反射区各 30 次。

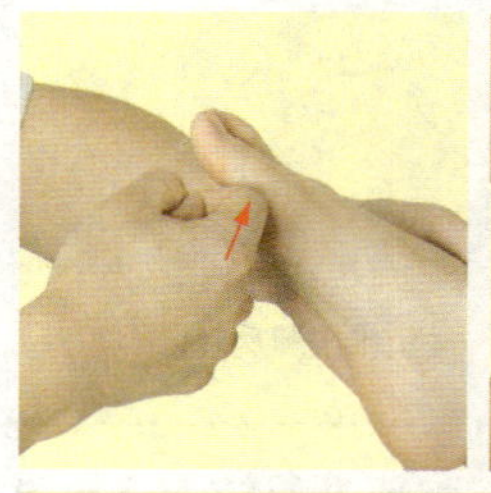

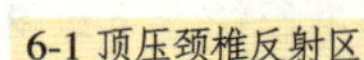

6-1 顶压颈椎反射区

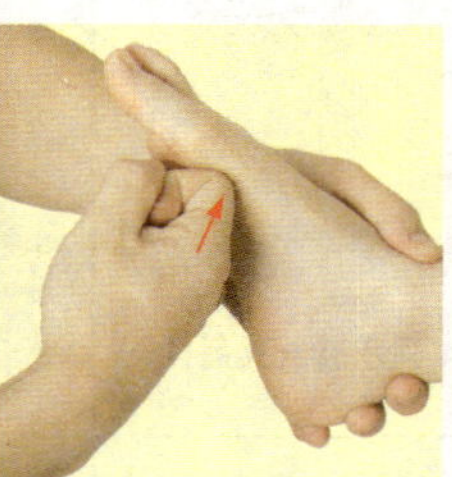

6-2 顶压胸椎反射区

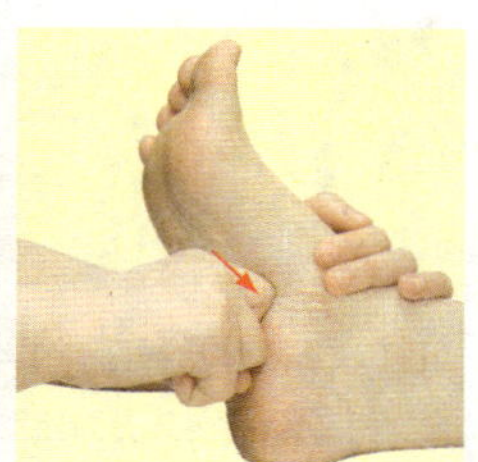

6-3 顶压胃反射区

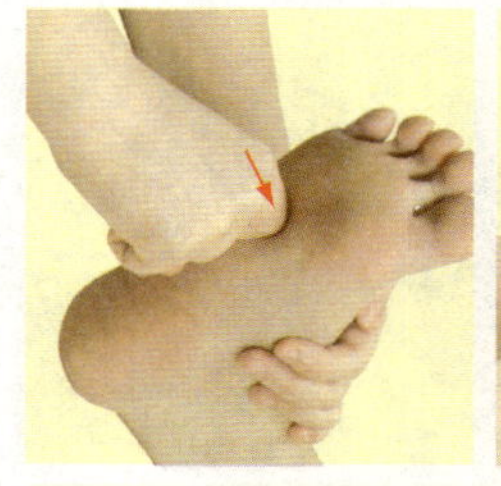

6-4 顶压胆囊反射区

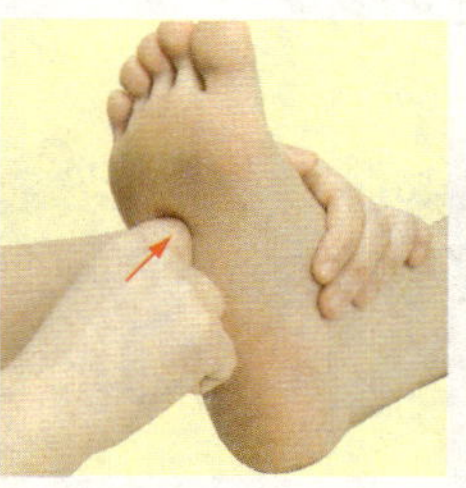

6-5 顶压肝脏反射区

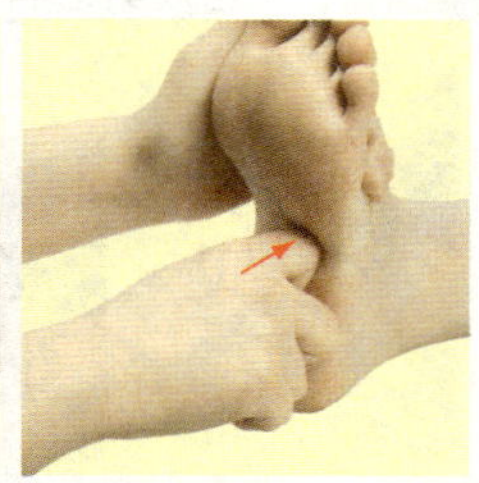

6-6 顶压脾脏反射区

腹泻

——调和五脏，促进吸收

腹泻是指排便次数增多，大便稀薄，甚至泻出如水样。腹泻超过两个月的称为“慢性腹泻”。慢性腹泻由肠道炎症、肿瘤、用药不当、情绪波动及导致消化吸收障碍的一些疾病等引起。中医学认为，腹泻的主要病变在于脾胃与大小肠的功能失调。足部按摩治疗慢性腹泻应以健脾和胃为主。

选用反射区

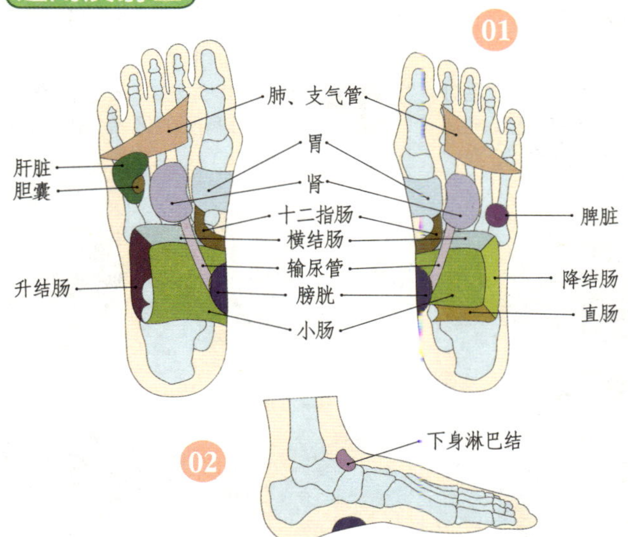

按摩方法

每次按摩 30 ~ 40 分钟，每日 1 次，10 ~ 15 天为 1 疗程。

01 食指扣拳法依次顶压肾、膀胱反射区各 50 次，按摩力度以局部胀痛为宜。

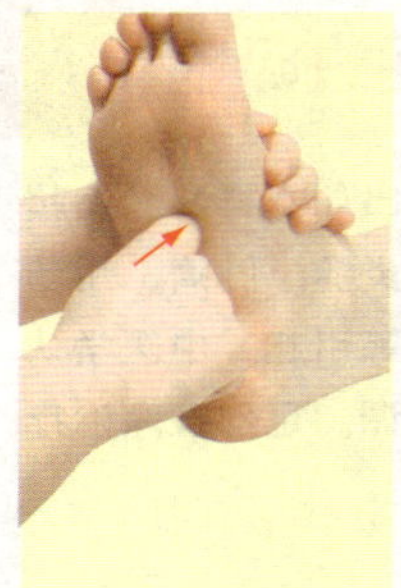

1-1 顶压肾反射区

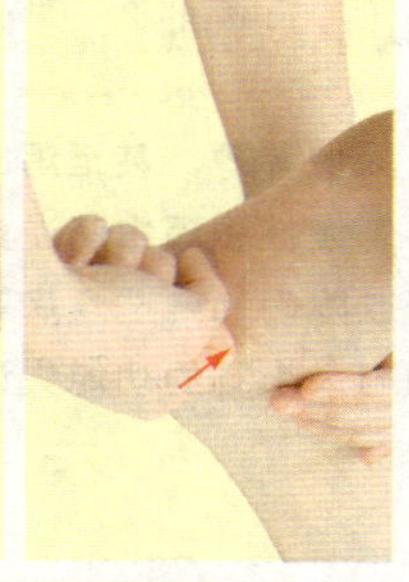

1-2 顶压膀胱反射区

02 指腹推压法推按输尿管反射区 50 次。

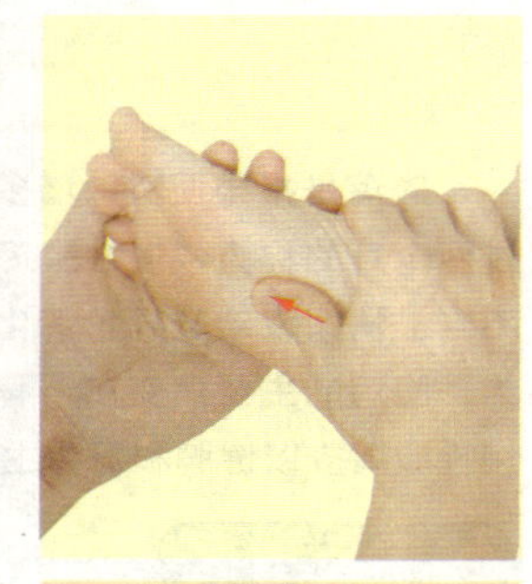

推按输尿管反射区

03 由足内侧向足外侧拇指指腹推压法推按肺反射区 50 次。

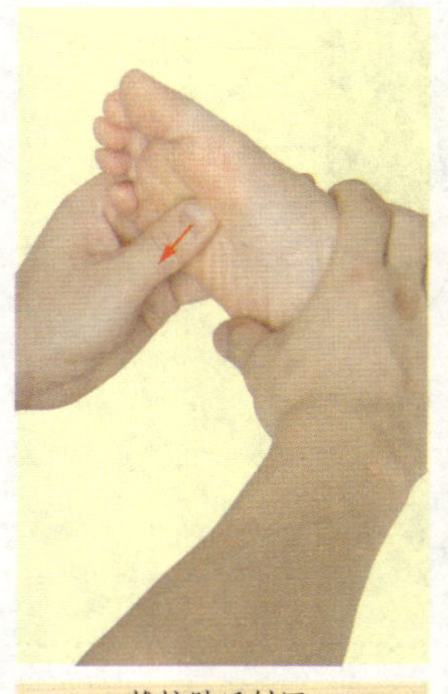

推按肺反射区

04 食指扣拳法顶压脾、胃、十二指肠反射区各 50 次。

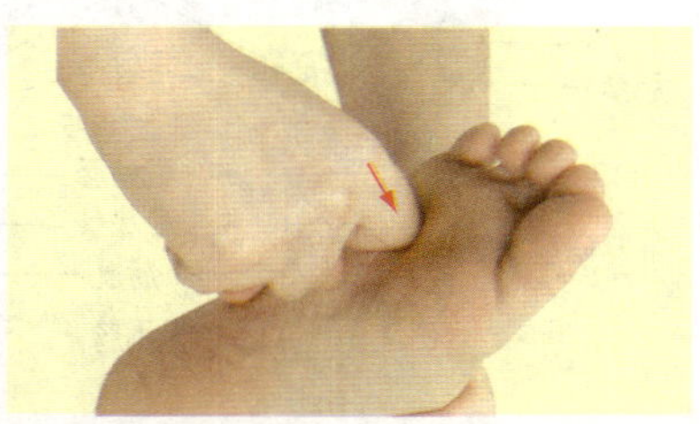

4-1 顶压脾反射区

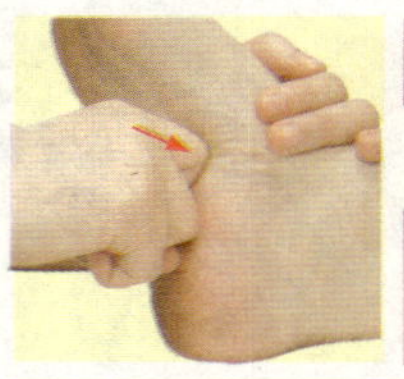

4-2 顶压胃反射区

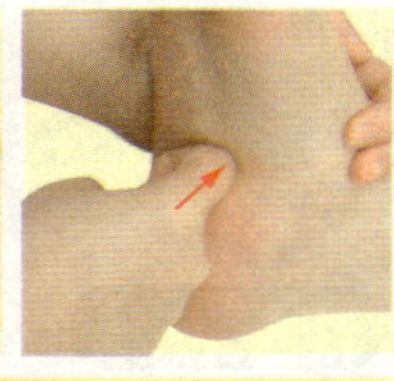

4-3 顶压十二指肠反射区

05 食指扣拳法顶压肝、胆囊、下身淋巴结反射区各 50 次。

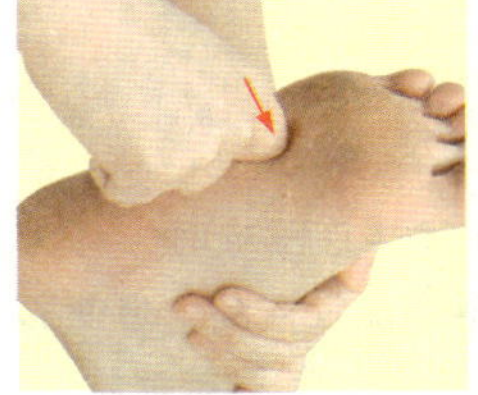

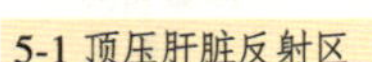

5-1 顶压肝脏反射区

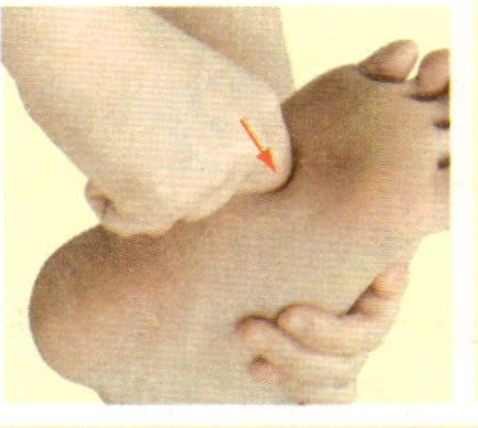

5-2 顶压胆囊反射区

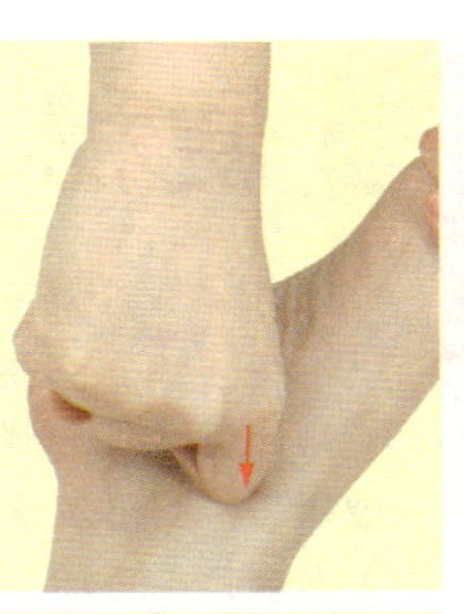

5-3 顶压下身淋巴结反射区

---

06 从足趾向足跟方向拇指指腹推压法推按小肠反射区 50 次，由足跟向足趾方向推按升结肠反射区 50 次，从右向左推按横结肠反射区 50 次，从足趾向足跟方向推按降结肠反射区 50 次，从足外侧向足内侧推按直肠反射区 50 次。

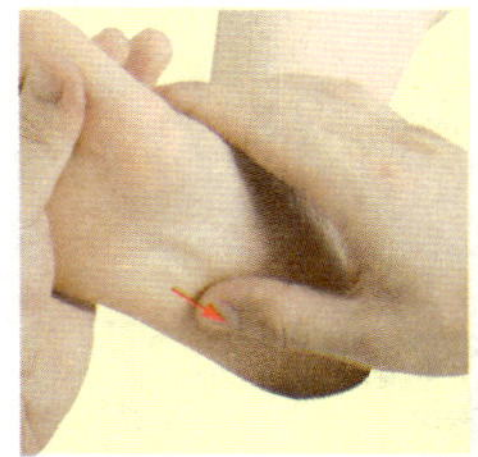

6-1 推按小肠反射区

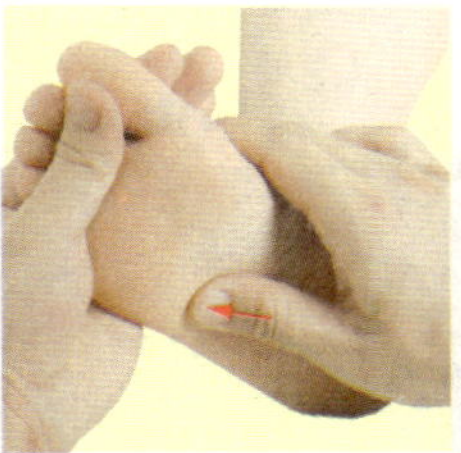

6-2 推按升结肠反射区

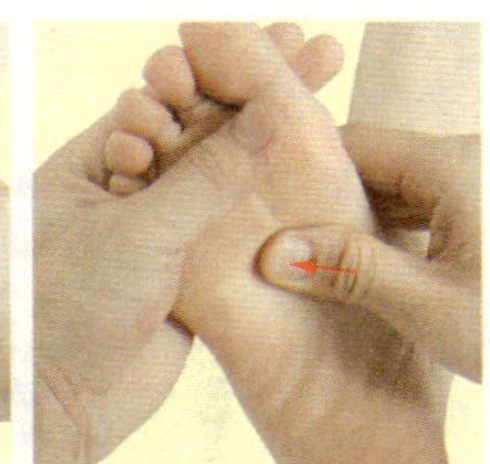

6-3 推按横结肠反射区

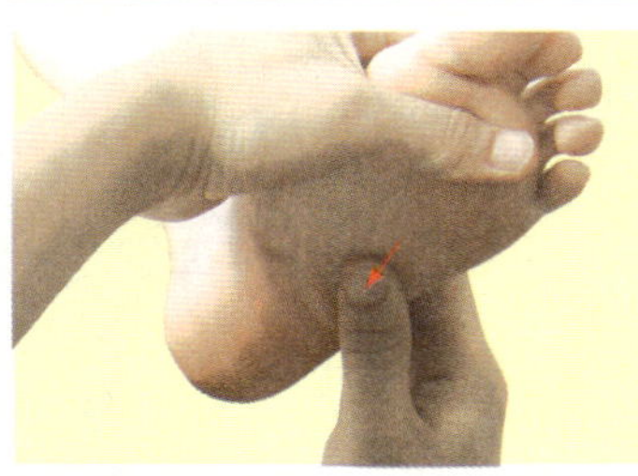

6-4 推按降结肠反射区

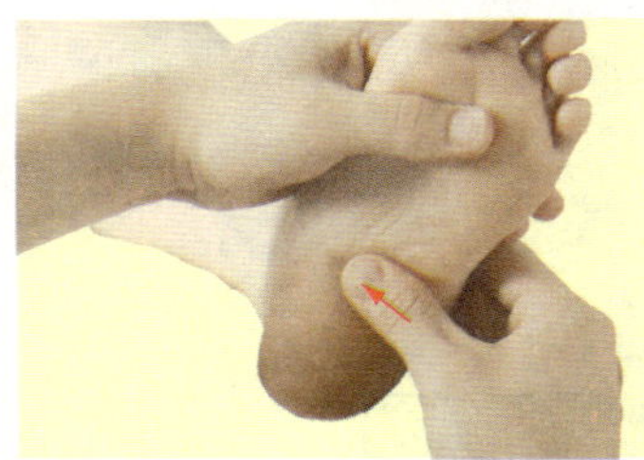

6-5 推按直肠反射区

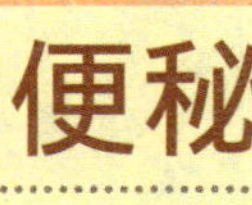

便秘

——激活肠动力

当出现大便干燥、量少，排便间隔时间长并且困难时，称为“便秘”。便秘多数属于单纯性便秘，为肠道功能性紊乱。患便秘的人易疲劳、乏力、失眠等，女性易出现月经不调、粉刺等症状。

选用反射区

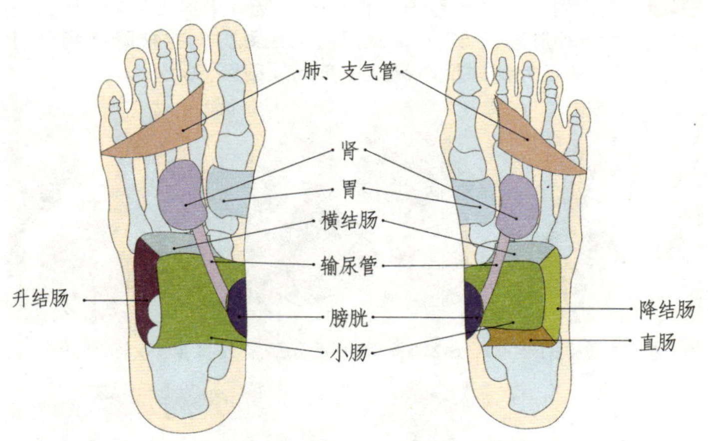

按摩方法

每次按摩 30 ~ 40 分钟，每日 1 次，15 ~ 20 天为 1 疗程。

01 食指扣拳法依次顶压肾、膀胱反射区各 50 次，按摩力度以局部胀痛为宜。

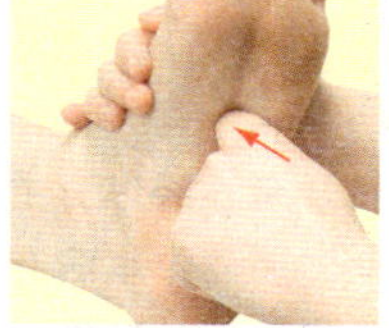

1-1 顶压肾反射区

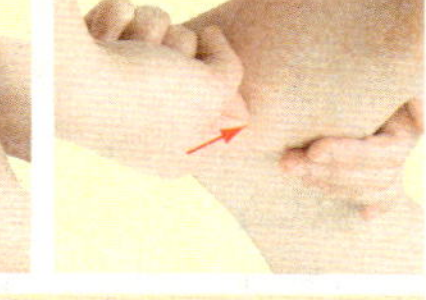

1-2 顶压膀胱反射区

02 拇指指腹推压法推按输尿管反射区 50 次。

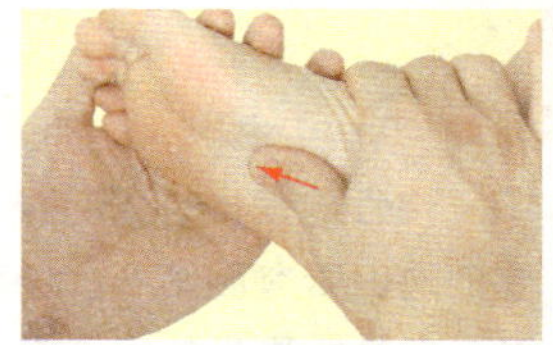

推按输尿管反射区

03 拇指指腹推压法推按肺反射区 50 次。

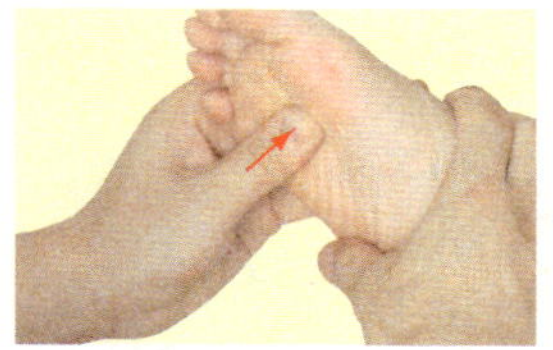

推按肺反射区

04 食指扣拳法顶压胃、小肠反射区各 50 次。

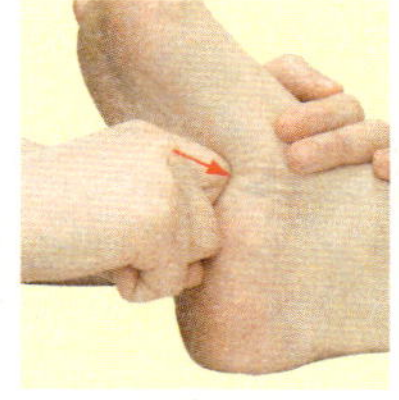

4-1 顶压胃反射区

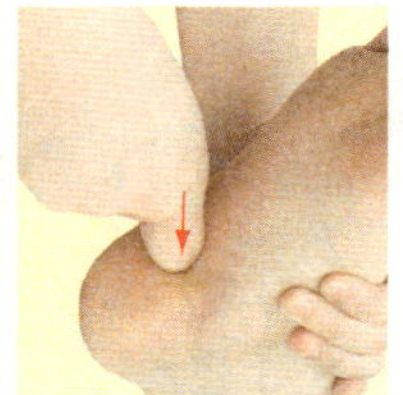

4-2 顶压小肠反射区

05 由足跟向足趾方向拇指指腹推压法推按升结肠反射区 50 次，从右向左推按横结肠反射区 50 次，从足趾向足跟方向推按降结肠反射区 50 次，从足外侧向足内侧推按直肠反射区 50 次。

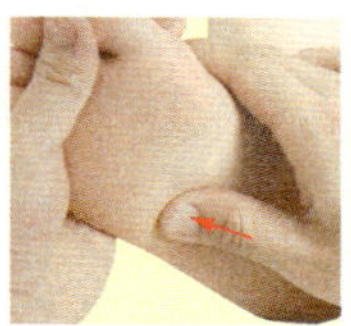

5-1 推按升结肠反射区

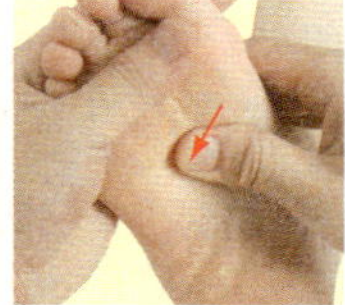

5-2 推按横结肠反射区

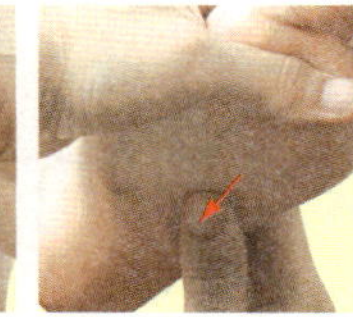

5-3 推按降结肠反射区

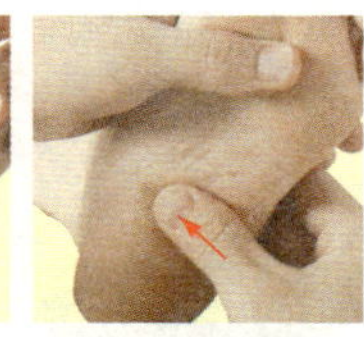

5-4 推按直肠反射区

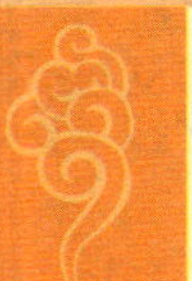

胆囊炎和胆石症

——祛除外邪促肝胆

慢性胆囊炎是指胆囊的慢性炎症，病情呈慢性迁延性经过，主要危险因素有胆结石、细菌或病毒感染、寄生虫刺激胆囊。本病有时为急性胆囊炎的后遗症，但多数病例以往无急性发作史，在发现时即为慢性。中医学认为胆囊炎和胆石症的发病主要与肝胆功能失调有关，足部按摩效果显著。

选用反射区

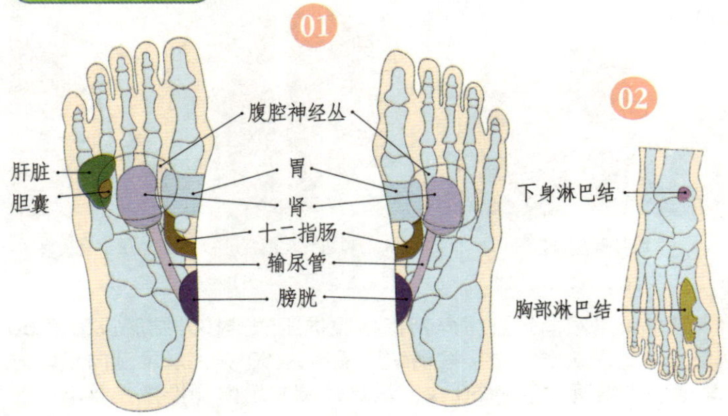

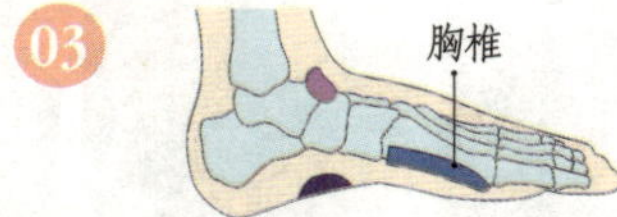

按摩方法

每次按摩 15 ~ 20 分钟，每日 2 次，5 ~ 7 天为 1 疗程。

01 食指扣拳法依次顶压肾、膀胱、胆、肝脏、胃、十二指肠反射区各 50 次，按摩力度以局部胀痛为宜。

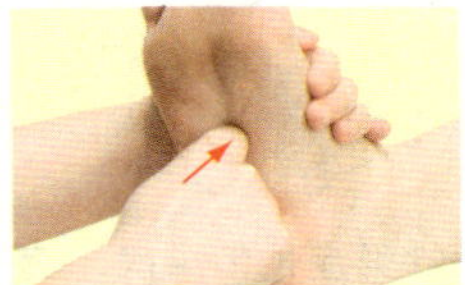
1-1 顶压肾反射区

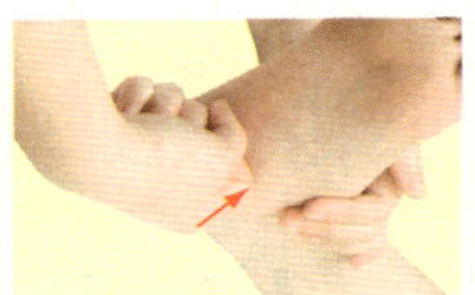
1-2 顶压膀胱反射区

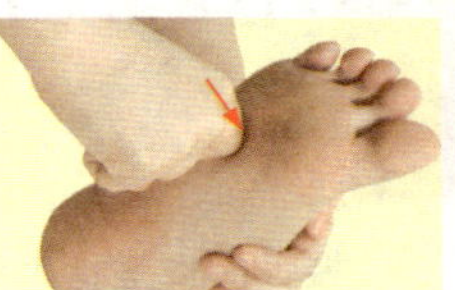
1-3 顶压胆反射区

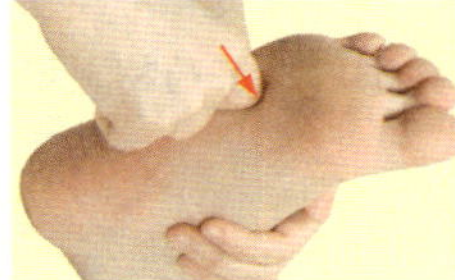
1-4 顶压肝脏反射区

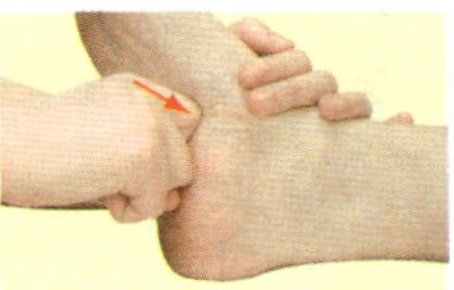
1-5 顶压胃反射区

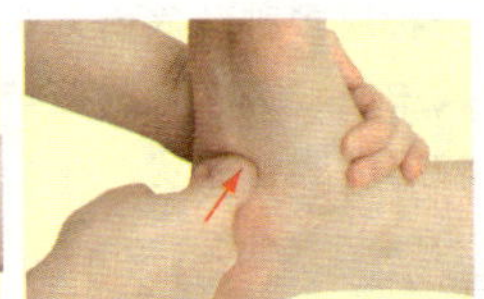
1-6 顶压十二指肠反射区

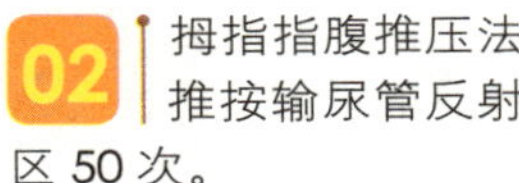
02 拇指指腹推压法推按输尿管反射区 50 次。

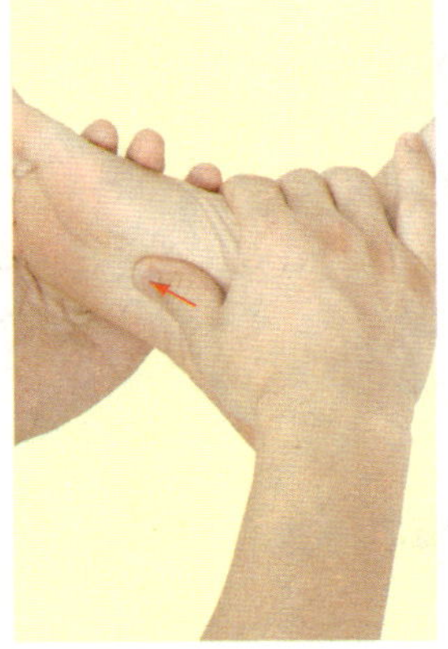
推按输尿管反射区

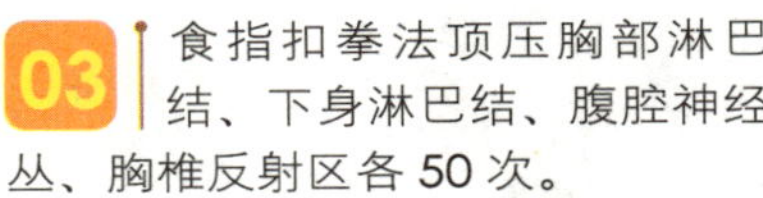
03 食指扣拳法顶压胸部淋巴结、下身淋巴结、腹腔神经丛、胸椎反射区各 50 次。

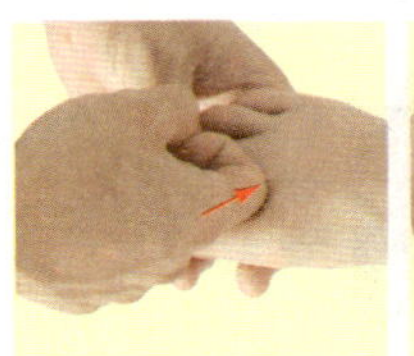
3-1 顶压胸部淋巴结反射区

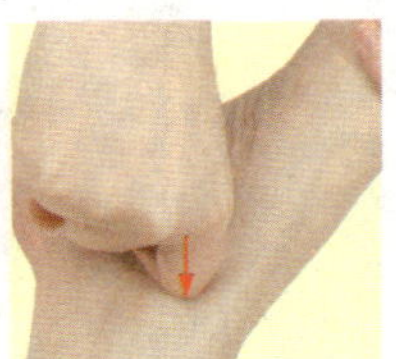
3-2 顶压下身淋巴结反射区

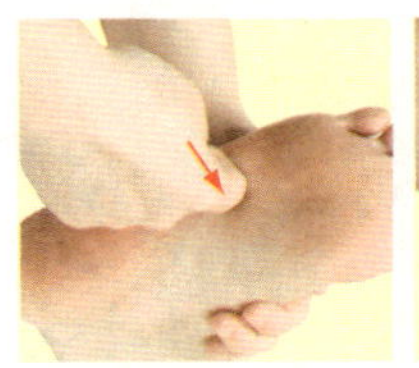
3-3 顶压腹腔神经丛反射区

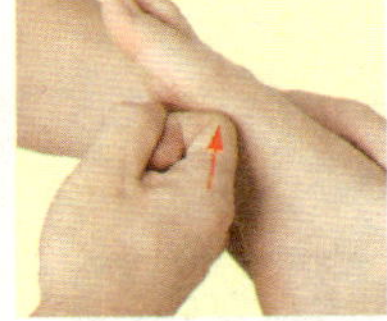
3-4 顶压胸椎反射区

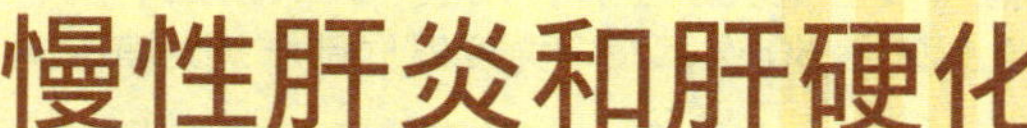

慢性肝炎和肝硬化

——持续按摩，保肝护肝

慢性肝炎是指由肝炎病毒所引起的肝脏慢性炎症性传染病，病程达6个月以上。肝硬化是一种常见的影响全身的慢性疾病，是由一种或多种致病因素长期或反复损害肝脏所致。慢性肝炎和肝硬化属中医“黄疸”的范畴，足部按摩疗法配合使用护肝保肝药物，可较好地改善症状。

选用反射区

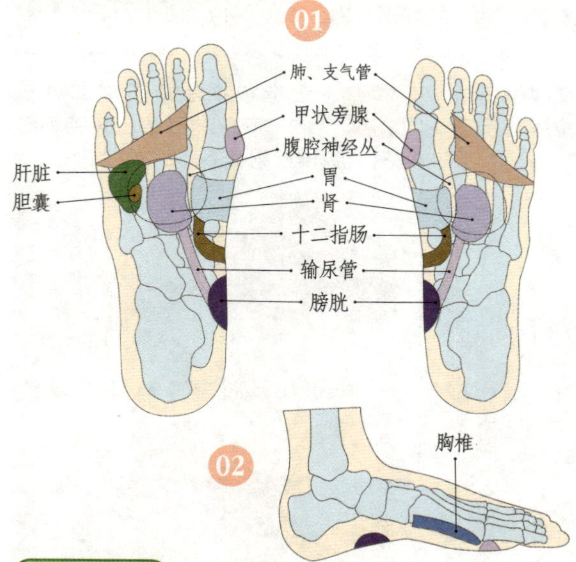

按摩方法

每次按摩 35 分钟，每日 1 次，10 ~ 15 天为 1 疗程。

01 食指扣拳法依次顶压肾、肝脏、膀胱反射区各 50 次，按摩力度以局部胀痛为宜。

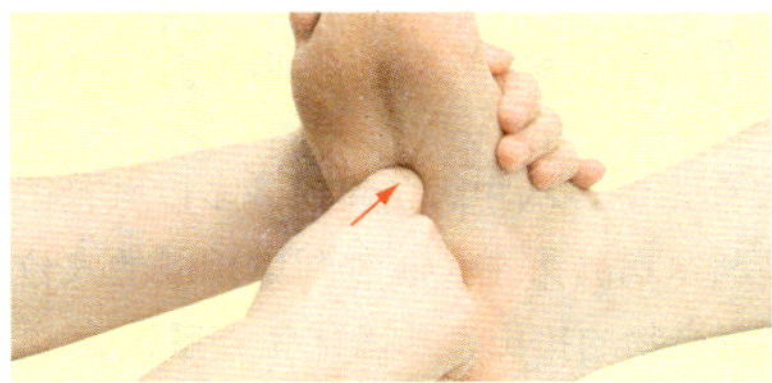

1-1 顶压肾反射区

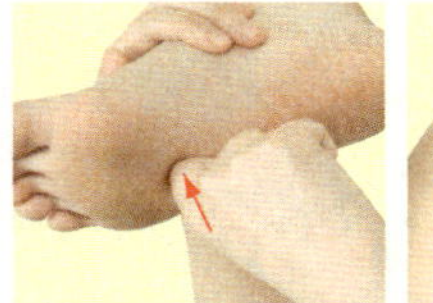

1-2 顶压肝脏反射区

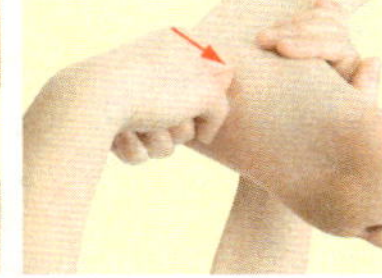

1-3 顶压膀胱反射区

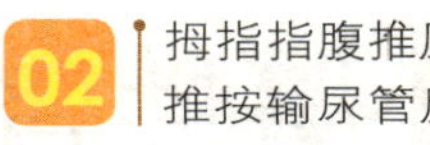

02 拇指指腹推压法推按输尿管反射区 50 次。

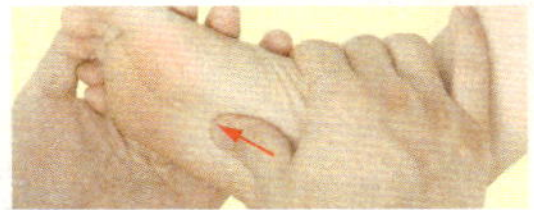

推按输尿管反射区

03 拇指指腹推压法推按肺反射区 50 次。

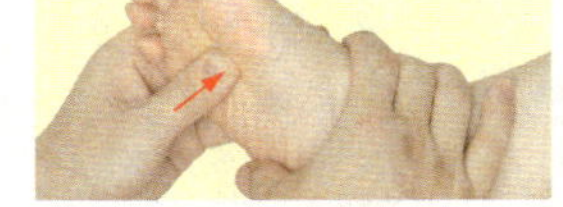

推按肺反射区

04 食指扣拳法顶压胆、胃、十二指肠、胸椎、腹腔神经丛、甲状旁腺反射区各 50 次。

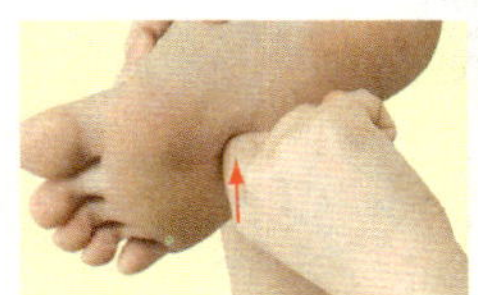

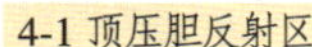

4-1 顶压胆反射区

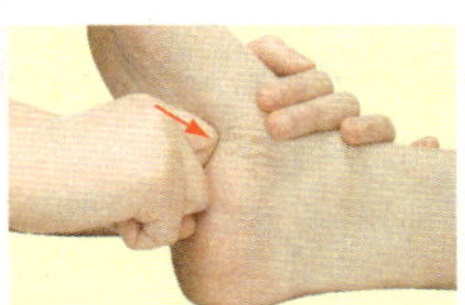

4-2 顶压胃反射区

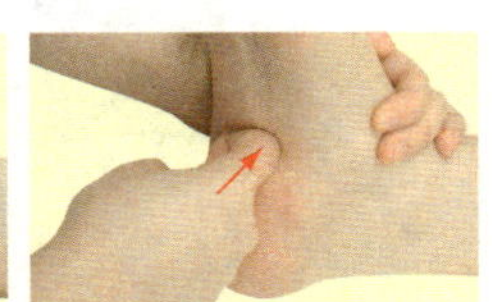

4-3 顶压十二指肠反射区

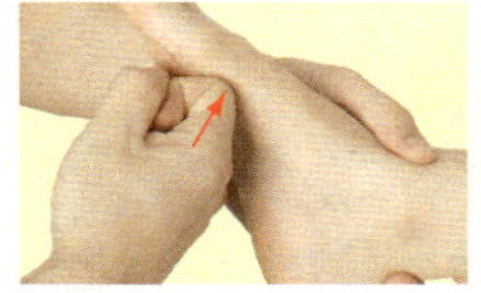

4-4 顶压胸椎反射区

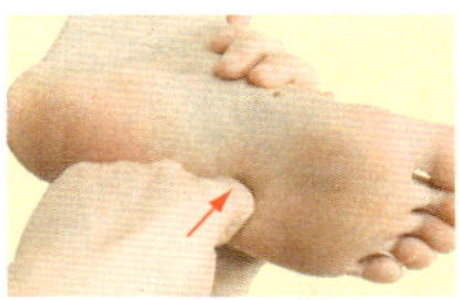

4-5 顶压腹腔神经丛反射区

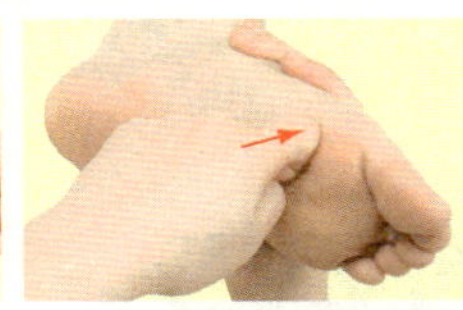

4-6 顶压甲状旁腺反射区

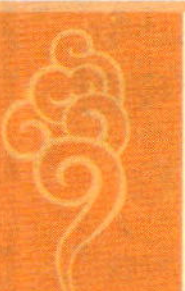

慢性肾炎

——健脾补肾，利水消肿

慢性肾炎是由急性肾炎转变而来的，从中医角度讲，多以脾肾阳虚为主。足部按摩以健脾补肾、利水消肿为主，通过刺激相应的穴位来增强排泄功能，促进水分、代谢产物的排出，并增强免疫系统。

选用反射区

01

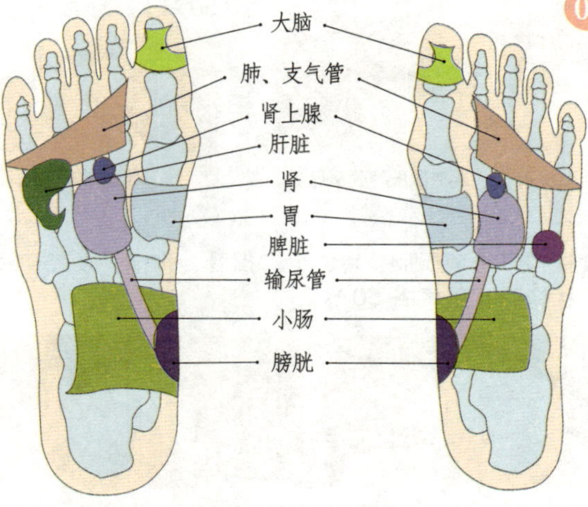

02

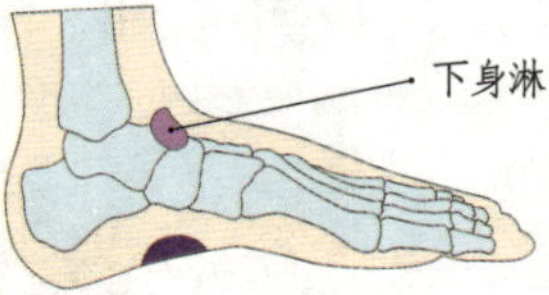

按摩方法

每次按摩30～40分钟，每日1次，10～15天为1疗程。

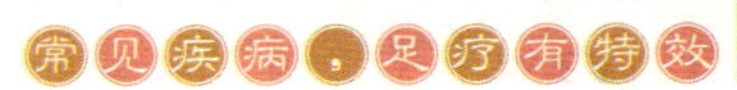

01 食指扣拳法依次顶压肾、肾上腺、膀胱反射区各 50 次，以局部胀痛为宜。

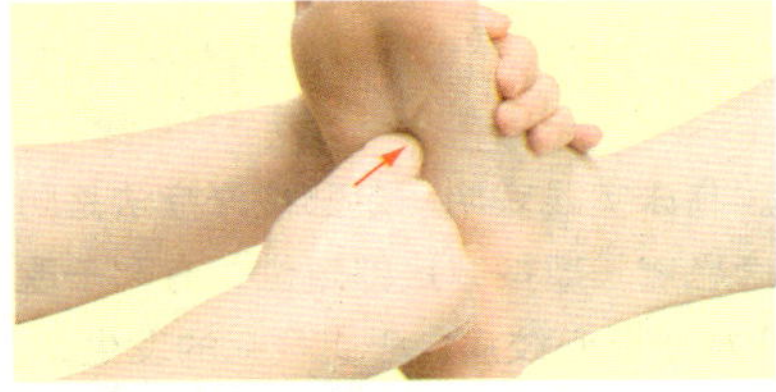

1-1 顶压肾反射区

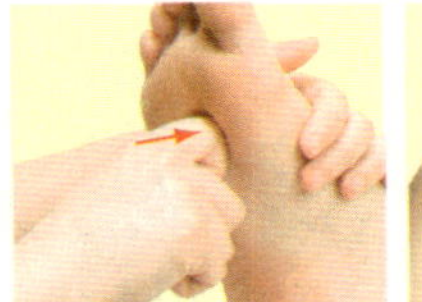

1-2 顶压肾上腺反射区

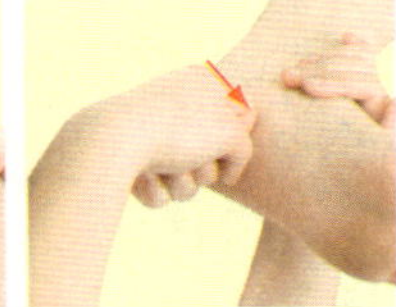

1-3 顶压膀胱反射区

02 拇指指腹推压法推按输尿管反射区 50 次。

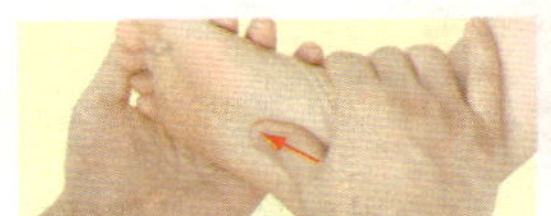

推按输尿管反射区

03 拇指指腹推压法推按肺反射区 50 次。

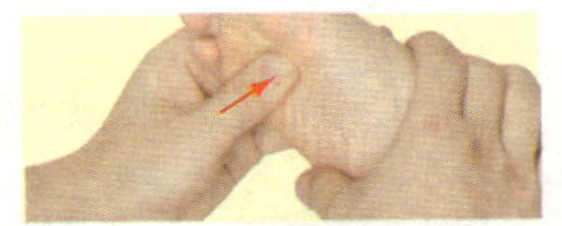

推按肺反射区

04 食指扣拳法顶压脾脏、肝脏、胃、小肠、大脑、下身淋巴结反射区各 50 次。

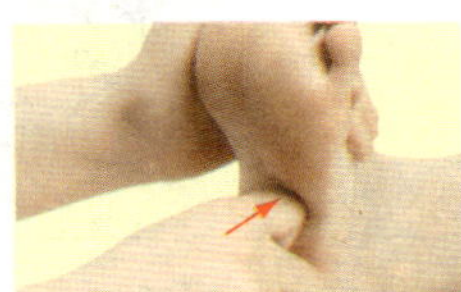

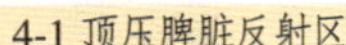

4-1 顶压脾脏反射区

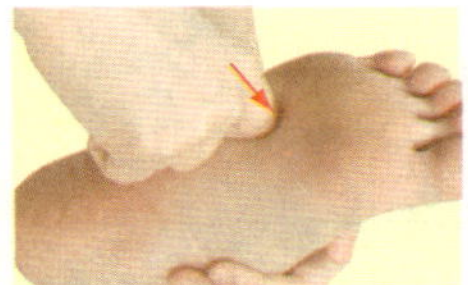

4-2 顶压肝脏反射区

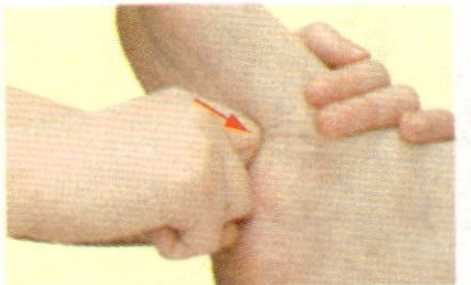

4-3 顶压胃反射区

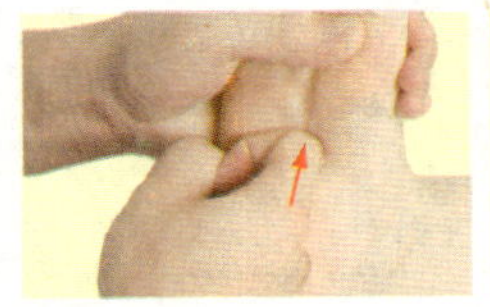

4-4 顶压小肠反射区

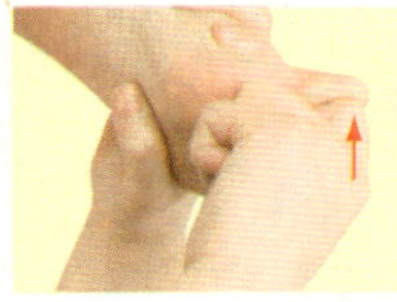

4-5 顶压大脑反射区

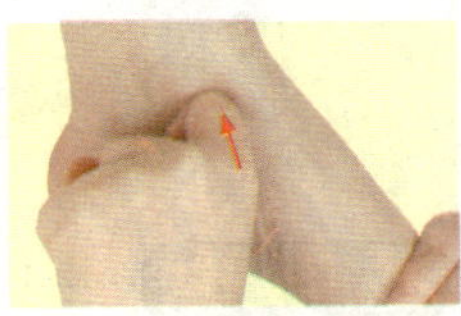

4-6 顶压下身淋巴结反射区

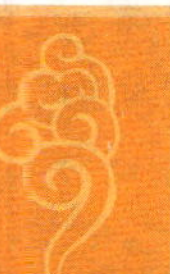

心脏病

——改善心肌长寿命

心脏病是心脏疾病的总称。临床实践表明，足部按摩疗法是防止心脏病的有效辅助法。冠心病患者长期按摩足部定位，有利于改善心肌的缺氧、缺血状态，减少或防止心绞痛、心肌梗死的发生。

选用反射区

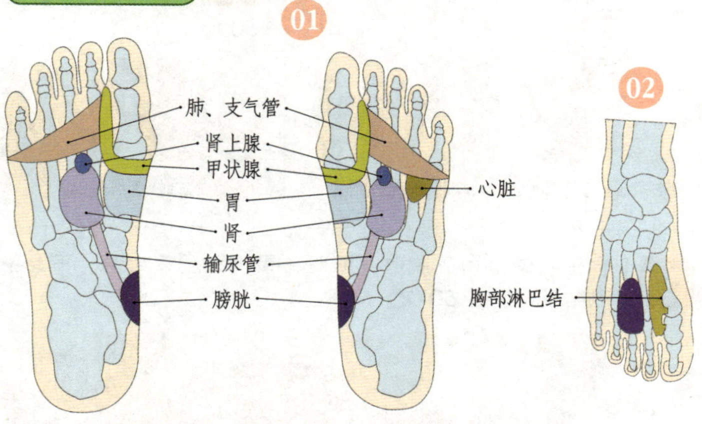

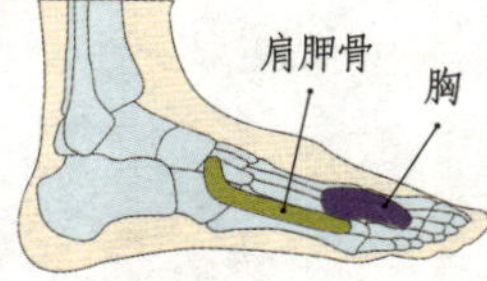

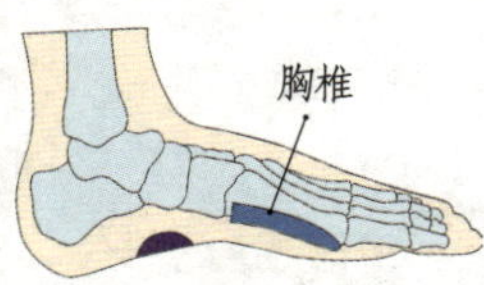

按摩方法

每次按摩 30 ~ 40 分钟，每日 1 次，10 ~ 15 天为 1 疗程。

01 食指扣拳法依次顶压肾、膀胱、心脏反射区各 50 次，按摩力度以局部胀痛为宜。

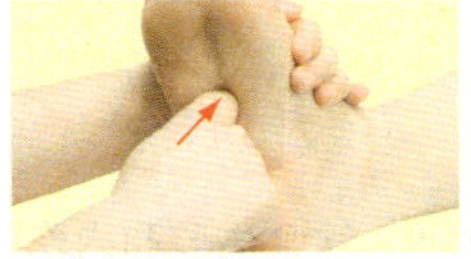
1-1 顶压肾反射区

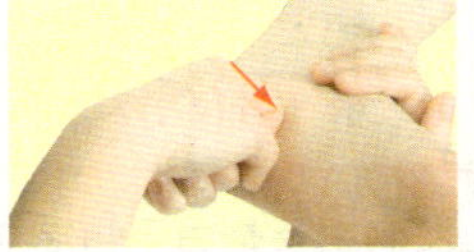
1-2 顶压膀胱反射区

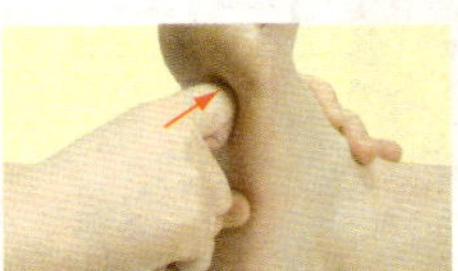
1-3 顶压心脏反射区

拇指指腹推压法推按输尿管反射区 50 次。

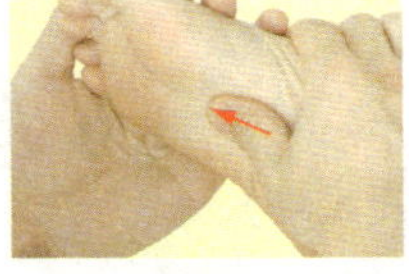
推按输尿管反射区

拇指指腹推压法推按肺反射区 50 次。

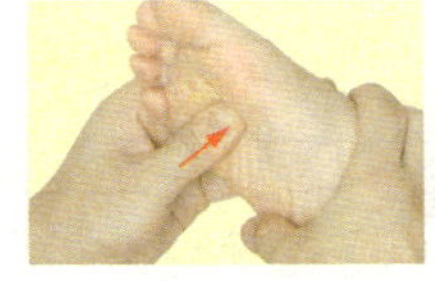
推按肺反射区

拇指指腹推压法推按甲状腺反射区 50 次。

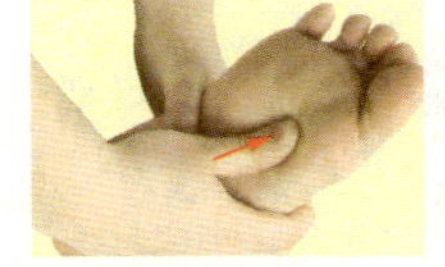
推压甲状腺反射区

食指扣拳法顶压肾上腺、胃、胸部淋巴结、胸部、胸椎、肩胛骨反射区各 50 次。

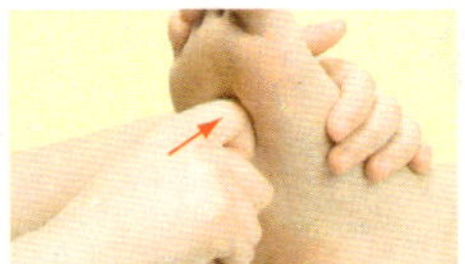
5-1 顶压肾上腺反射区

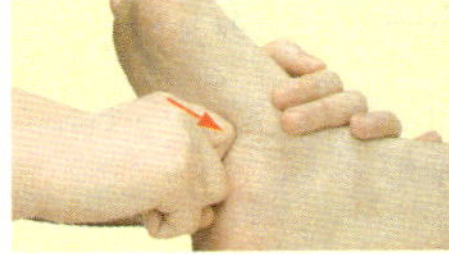
5-2 顶压胃反射区

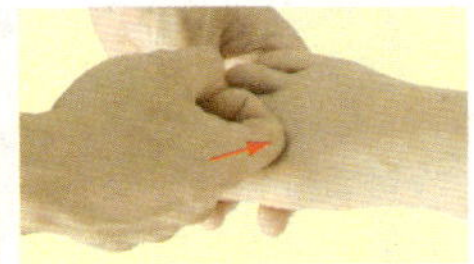
5-3 顶压胸部淋巴结反射区

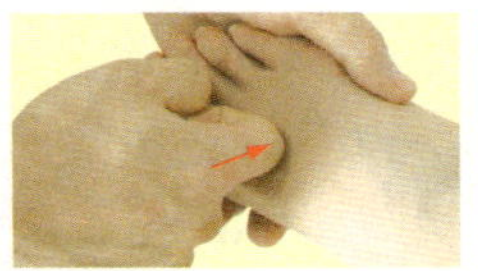
5-4 顶压胸部反射区

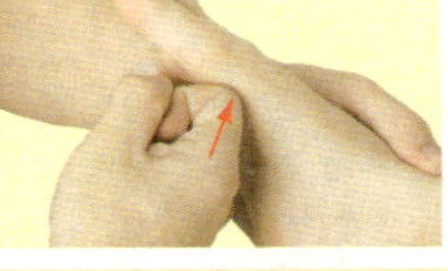
5-5 顶压胸椎反射区

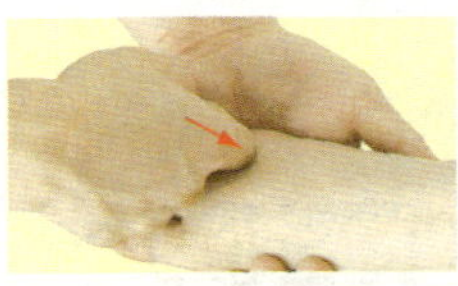
5-6 顶压肩胛骨反射区

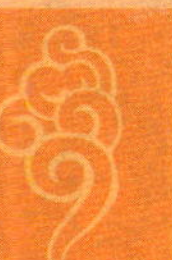

高血压

——调补肝肾，平衡阴阳

中医认为高血压的发病主要是由于情志失调、饮食失节和内伤虚损导致肝肾功能失调所引起的，病位在肝肾。因此，足部按摩防治高血压以调补肝肾为主，平衡阴阳为辅。

选用反射区

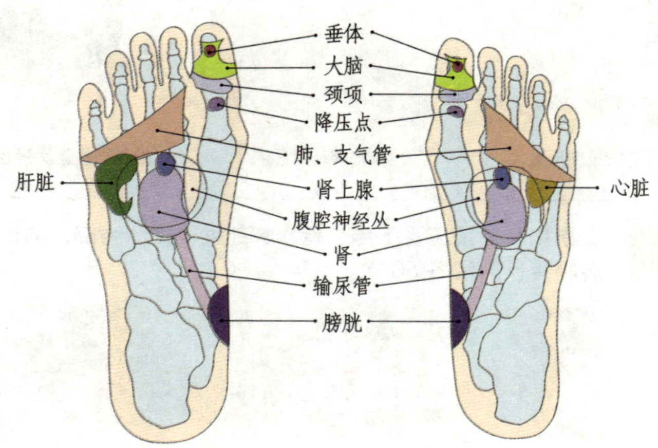

按摩方法

每次按摩30～40分钟，每日1次，10～15天为1疗程。

01 食指扣拳法依次顶压肾、肝、肾上腺、膀胱反射区各 50 次，以局部胀痛为宜。

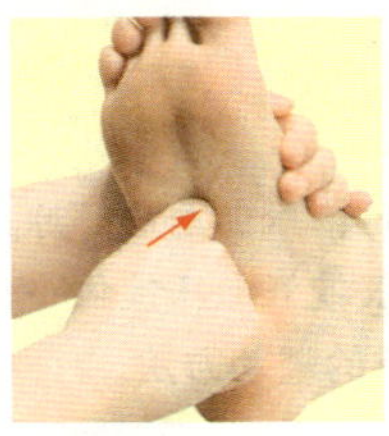

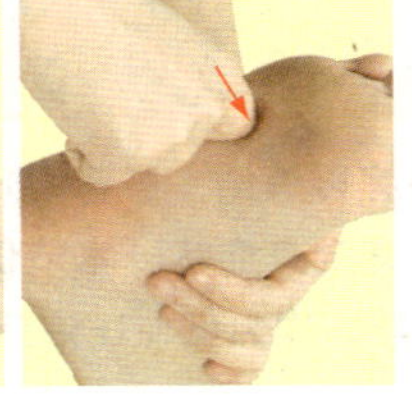

1-1 顶压肾反射区　1-2 顶压肝反射区

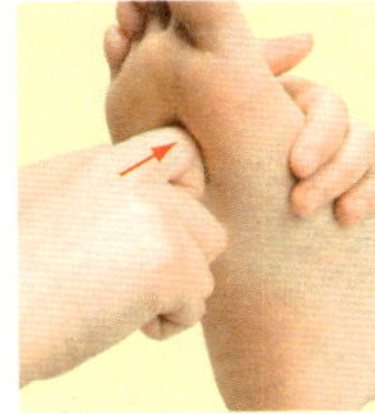

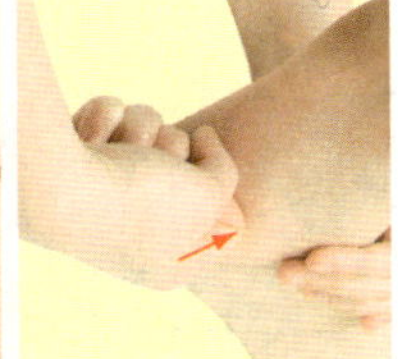

1-3 顶压肾上腺反射区　1-4 顶压膀胱反射区

02 拇指指腹推压法推按输尿管反射区 50 次，推按速度以每分钟 30 ~ 50 次为宜。

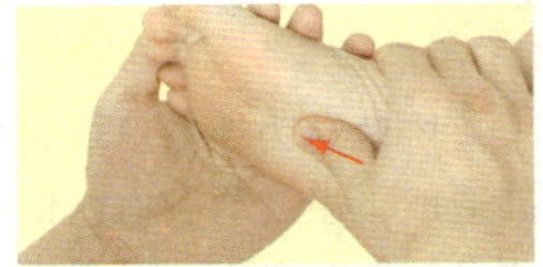

推按输尿管反射区

03 由足内侧向足外侧推按肺反射区 50 次。

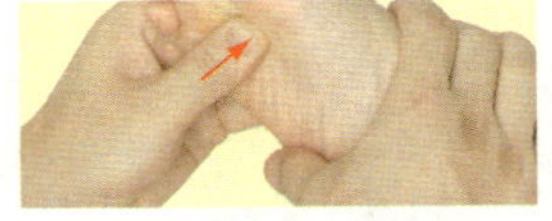

推按肺反射区

04 食指扣拳法顶压大脑、垂体、颈项、腹腔神经丛、心脏、降压点反射区各 50 次。

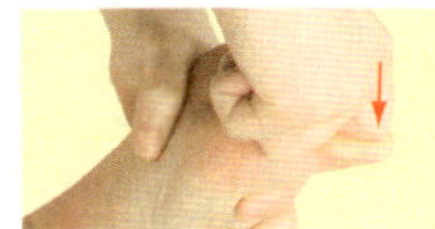

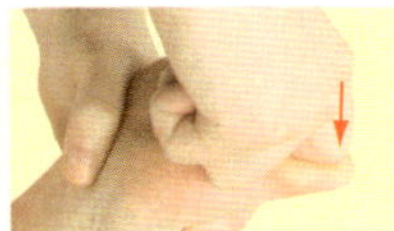

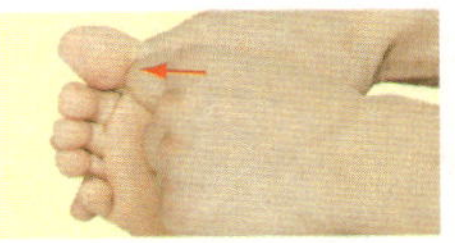

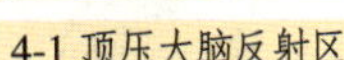

4-1 顶压大脑反射区　4-2 顶压垂体反射区　4-3 顶压颈项反射区

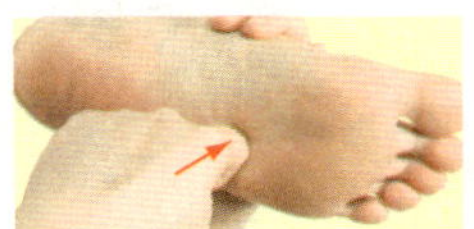

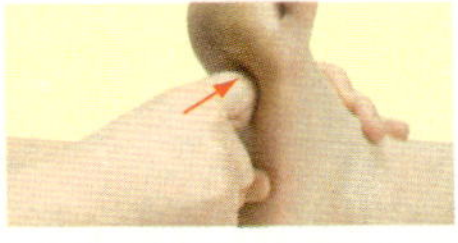

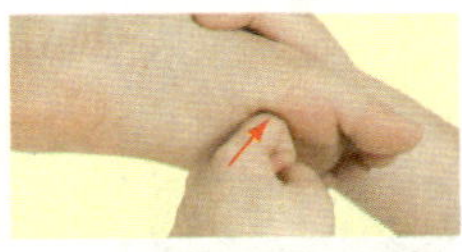

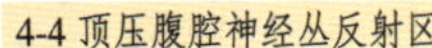

4-4 顶压腹腔神经丛反射区　4-5 顶压心脏反射区　4-6 顶压降压点反射区

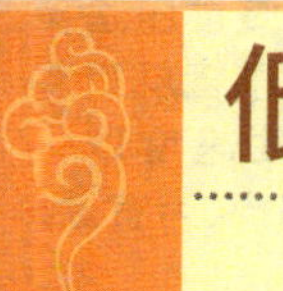

低血压

——补益气血，调压升压

中医认为慢性低血压多由脾胃失健、肝肾不足、气血两虚等原因造成，患者均有血压低并伴有全身症状。本节仅就低血压提供一些足部按摩方法，以调节、升压，作为低血压治疗的辅助方法。

选用反射区

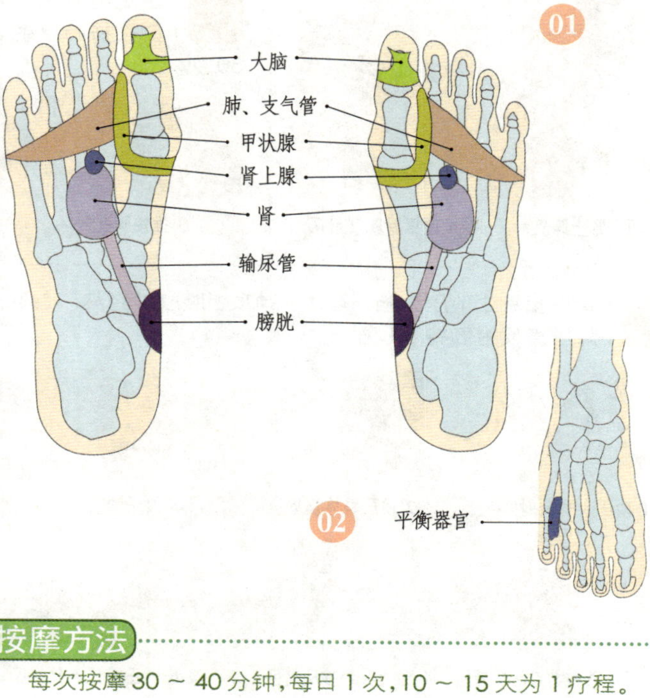

按摩方法

每次按摩 30 ~ 40 分钟，每日 1 次，10 ~ 15 天为 1 疗程。

01 食指扣拳法依次顶压肾、膀胱反射区各 50 次，用力以局部感觉胀痛为佳。

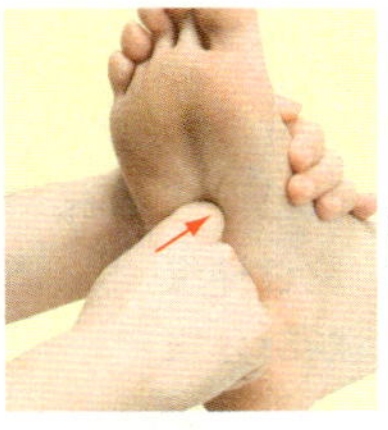

1-1 顶压肾反射区

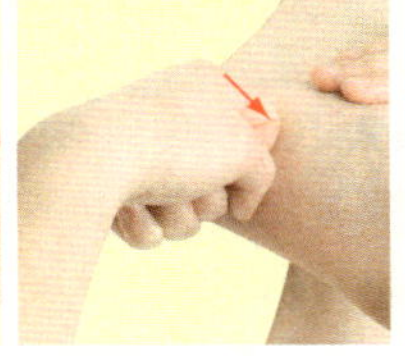

1-2 顶压膀胱反射区

02 拇指指腹推压法推按输尿管反射区。

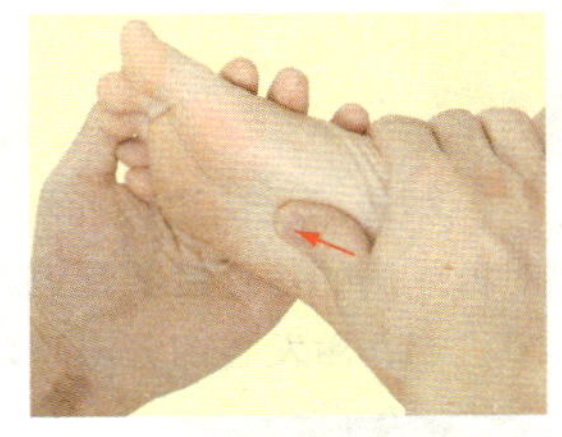

推按输尿管反射区

03 拇指指腹推压法推按肺反射区 50 次。

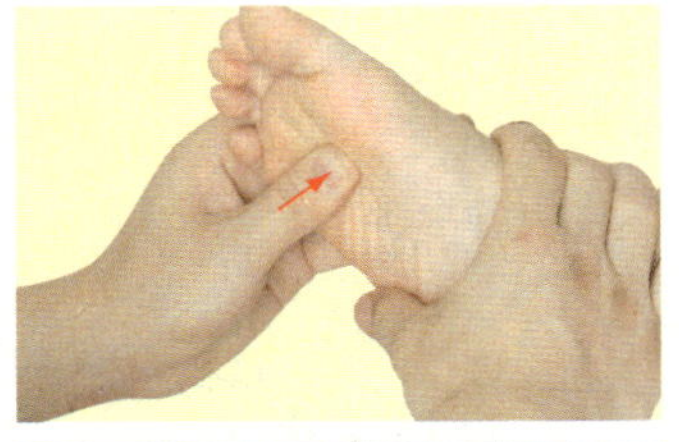

推按肺反射区

04 拇指指腹推压法推按甲状腺反射区 50 次。

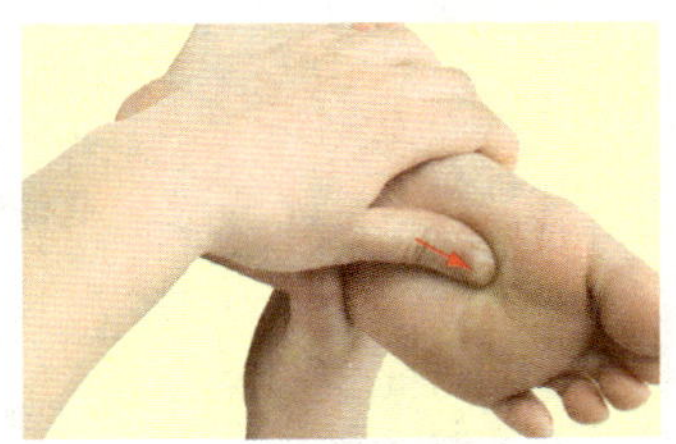

推按甲状腺反射区

05 食指扣拳法顶压平衡器官、大脑、肾上腺反射区各 50 次。

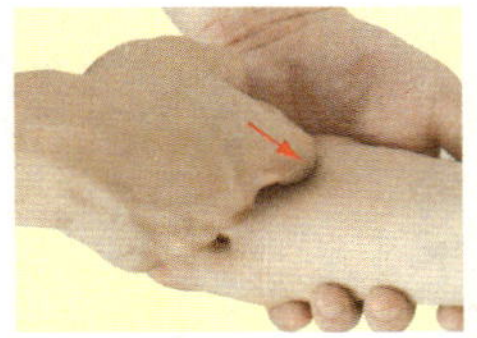

5-1 顶压平衡器官反射区

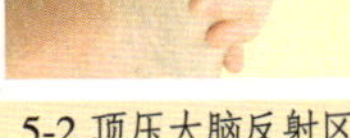

5-2 顶压大脑反射区

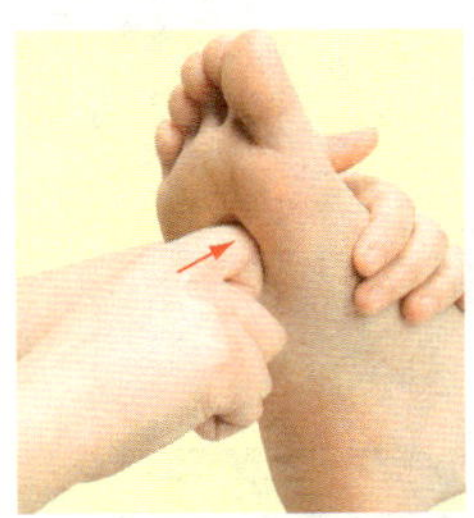

5-3 顶压肾上腺反射区

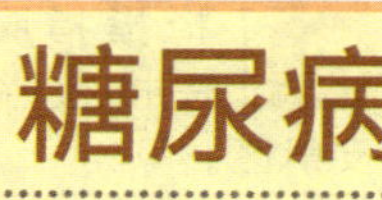

糖尿病

——激活胰岛正常功能

糖尿病是由遗传和环境因素相互作用的临床综合征。足部按摩对糖尿病的治疗主要是调节中枢神经系统的功能，通过神经-体液调节机制，激发各内分泌腺功能的活性，使其分泌功能部分恢复。

选用反射区

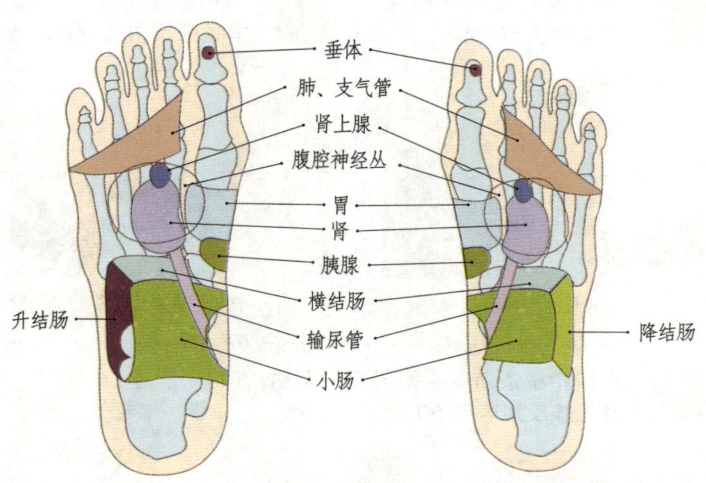

按摩方法

每次按摩30～40分钟，每日1次，10～15天为1疗程。

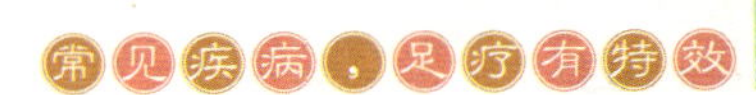

01 食指扣拳法依次顶压胰腺、胃、垂体、肾、肾上腺、腹腔神经丛反射区各 50 次，顶压力度以患者稍觉疼痛为最佳。

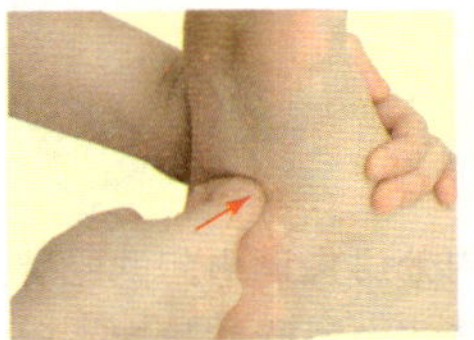
1-1 顶压胰腺反射区

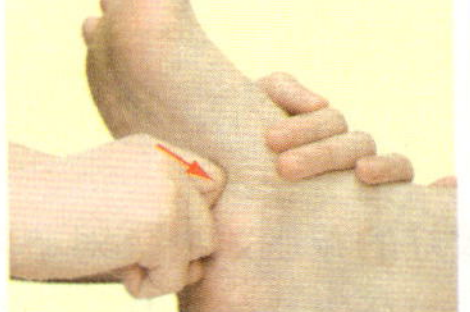
1-2 顶压胃反射区

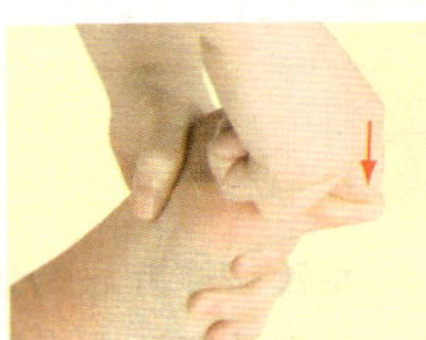
1-3 顶压垂体反射区

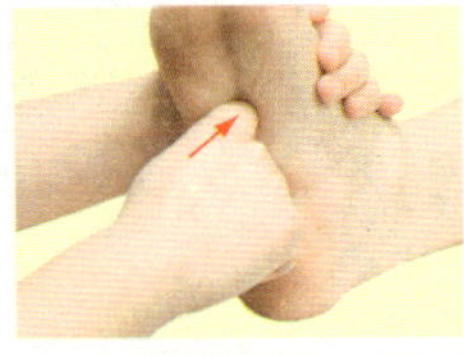
1-4 顶压肾反射区

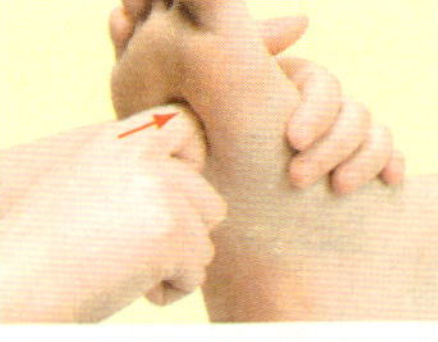
1-5 顶压肾上腺反射区

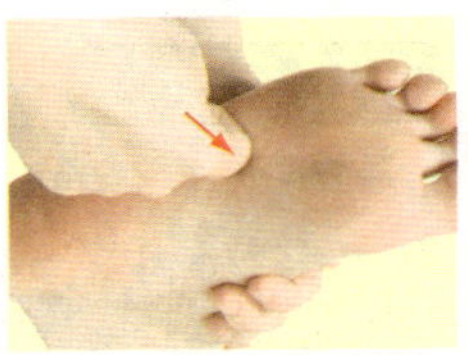
1-6 顶压腹腔神经丛反射区

---

02 拇指推压法依次推按小肠、升结肠、横结肠、降结肠、输尿管、肺反射区各 50 次，拇指推掌法的力度以酸胀为宜。

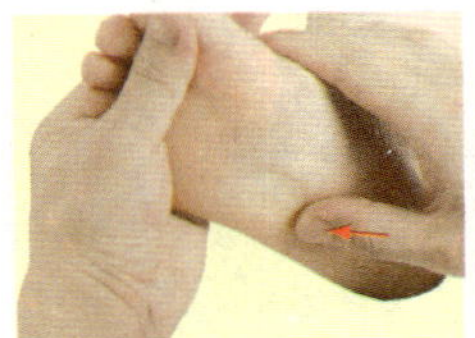
2-1 推按小肠反射区

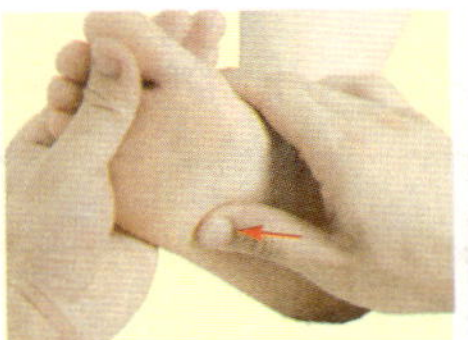
2-2 推按升结肠反射区

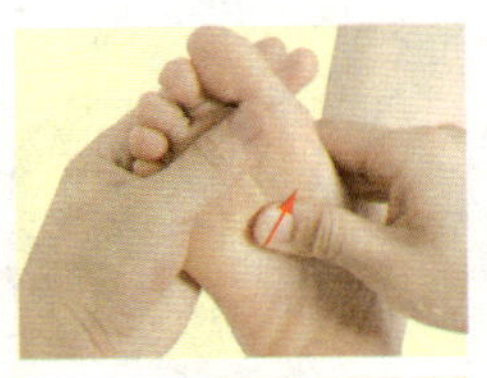
2-3 推按横结肠反射区

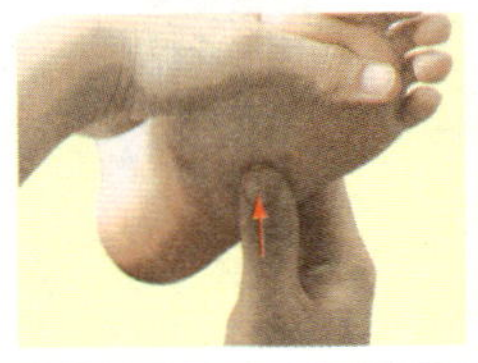
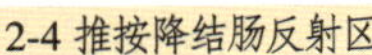
2-4 推按降结肠反射区

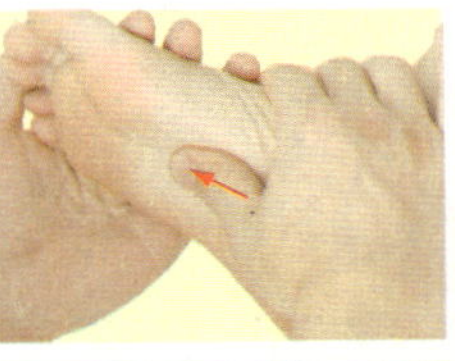
2-5 推按输尿管反射区

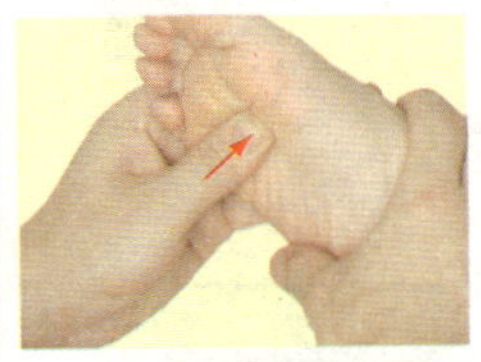
2-6 推按肺反射区

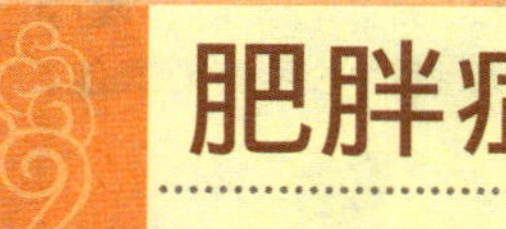

肥胖症

——调节肠胃，消脂美体

足部按摩疗法有较好的减肥效果，对于内分泌失调引起的肥胖症，足部按摩重在调节内分泌功能，从而调节体内的脂肪代谢；对于因摄食过多引起的肥胖症，足部按摩重在调节胃肠道的功能。

选用反射区

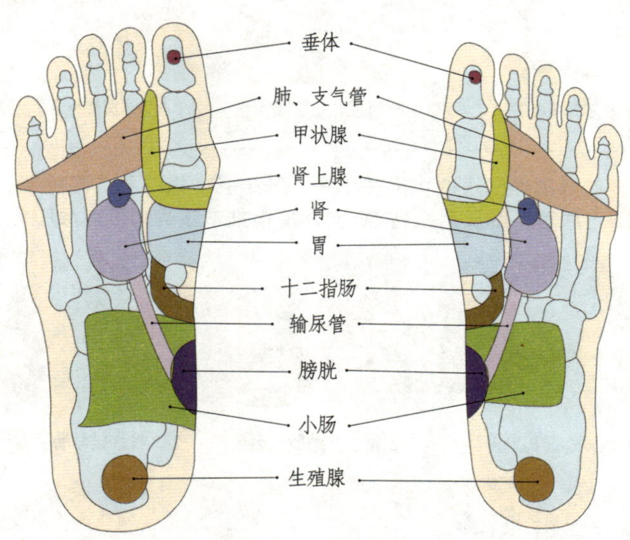

按摩方法

每次按摩30～40分钟，每日1次，10～15天为1疗程。

01 食指扣拳法依次顶压肾、膀胱反射区各 50 次，按摩力度以局部胀痛为宜。

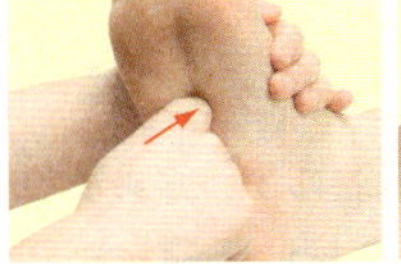

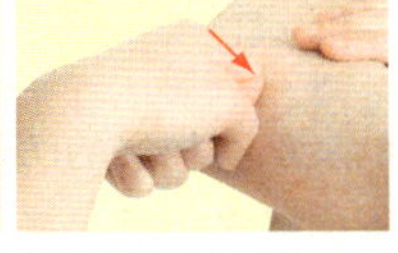

1-1 顶压肾反射区　1-2 顶压膀胱反射区

02 拇指指腹推压法推按输尿管反射区 50 次。

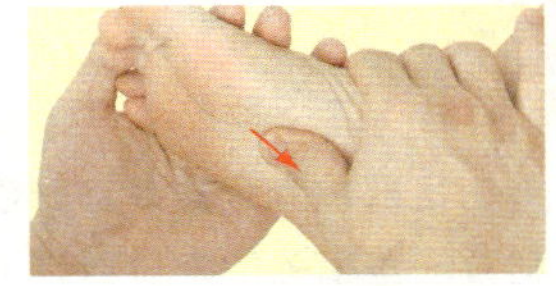

推按输尿管反射区

03 拇指指腹推压法推按肺反射区 50 次。

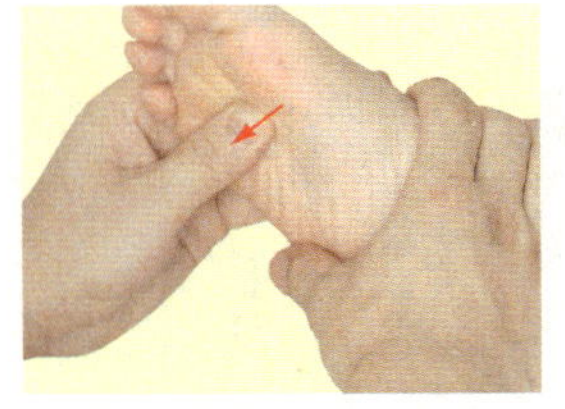

推按肺反射区

04 食指扣拳法顶压垂体、生殖腺、十二指肠、肾上腺反射区各 50 次。

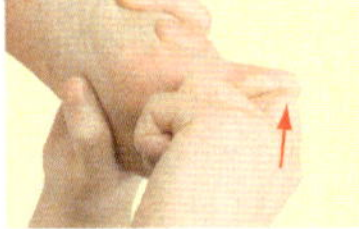

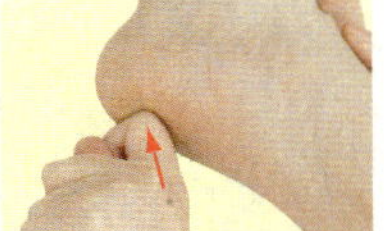

4-1 顶压垂体反射区　4-2 顶压生殖腺反射区

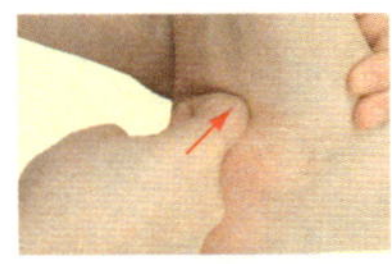

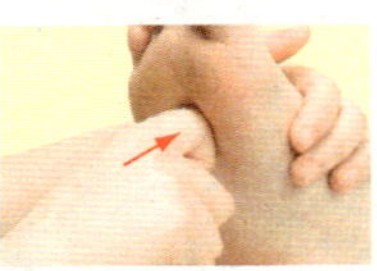

4-3 顶压十二指肠反射区　4-4 顶压肾上腺反射区

05 拇指指腹推压法推按甲状腺反射区 50 次。

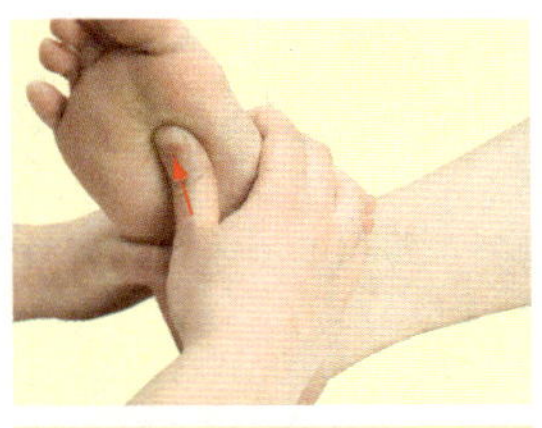

推按甲状腺反射区

06 食指扣拳法顶压胃、小肠反射区各 50 次。

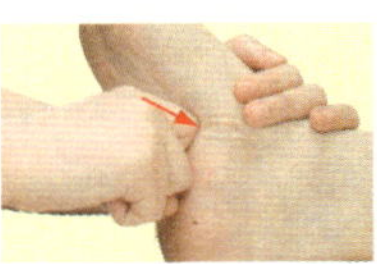

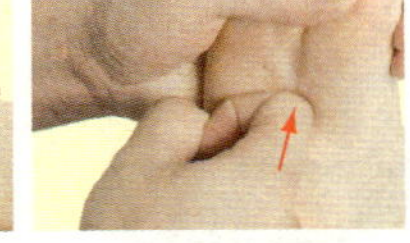

6-1 顶压胃反射区　6-2 顶压小肠反射区

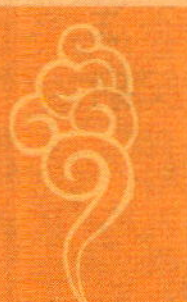

动脉硬化

——提高血管动力

足部按摩疗法对动脉硬化的发展有较好的防治作用，主要通过刺激一些相关的穴位以调节血管的舒缩功能，减少甘油三酯、胆固醇等在体内的堆积，从而防止动脉硬化的加重。

选用反射区

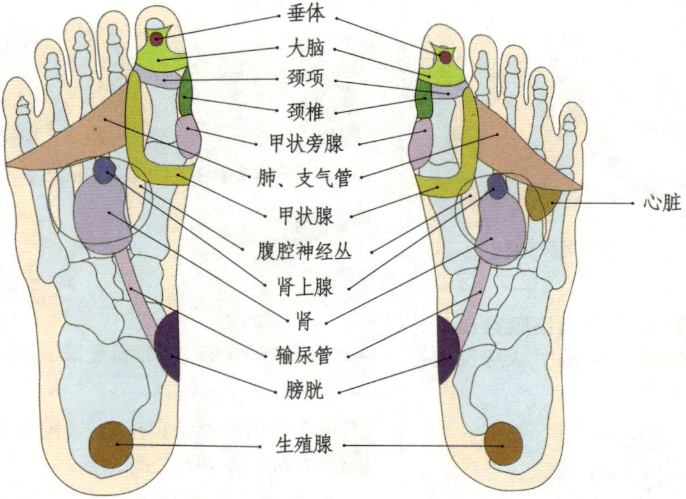

按摩方法

每次按摩30～40分钟，每日1次，10～15天为1疗程。

01 食指扣拳法依次顶压肾、肾上腺、膀胱反射区各 50 次，按摩力度以局部胀痛为宜。

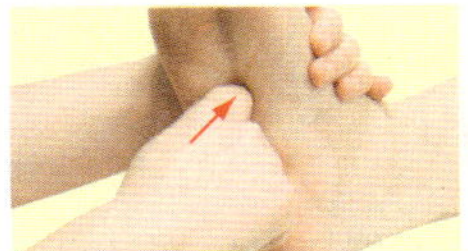

1-1 顶压肾反射区

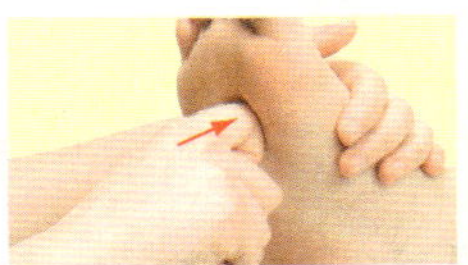

1-2 顶压肾上腺反射区

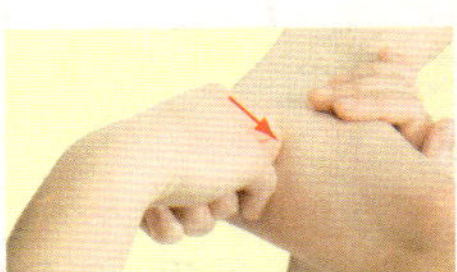

1-3 顶压膀胱反射区

02 拇指指腹推压法推按输尿管反射区 50 次。

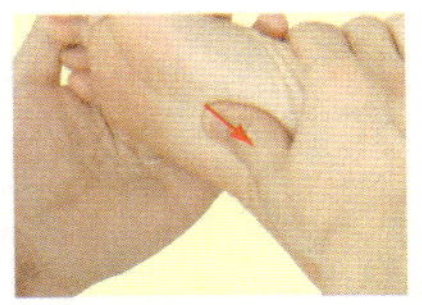

推按输尿管反射区

03 拇指指腹推压法推按肺反射区 50 次。

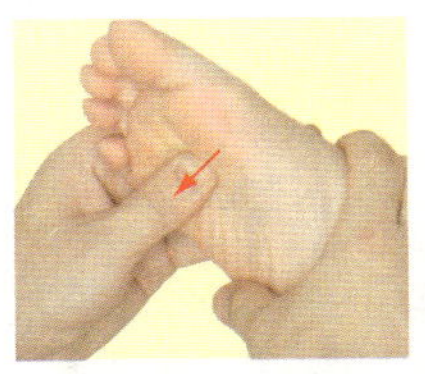

推按肺反射区

05 指腹推压法推按甲状腺反射区 50 次。

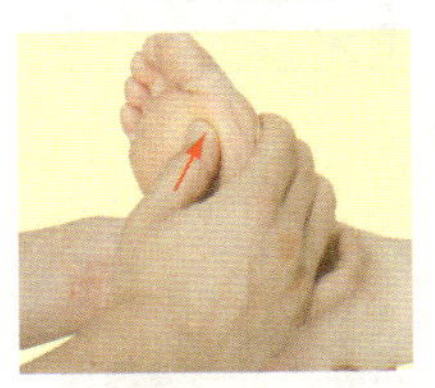

推按甲状腺反射区

04 食指扣拳法顶压大脑、垂体、甲状旁腺、生殖腺、颈项、腹腔神经丛、心、颈椎反射区各 50 次。

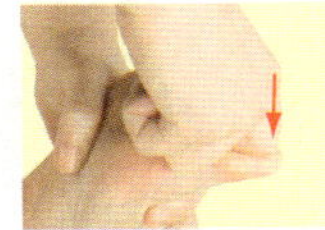

4-1 顶压大脑反射区

4-2 顶压垂体反射区

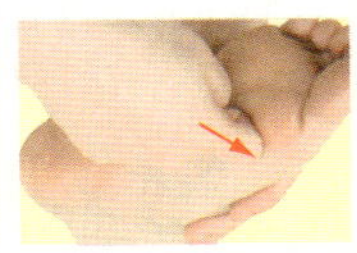

4-3 顶压甲状旁腺反射区

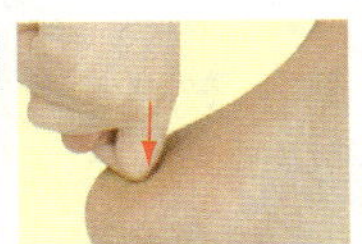

4-4 顶压生殖腺反射区

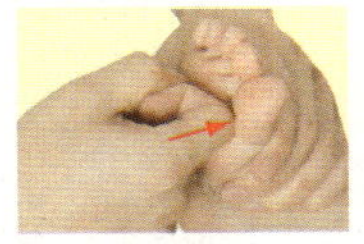

4-5 顶压颈项反射区

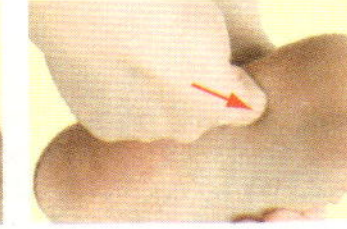

4-6 顶压腹腔神经丛反射区

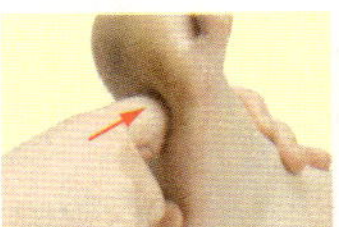

4-7 顶压心反射区

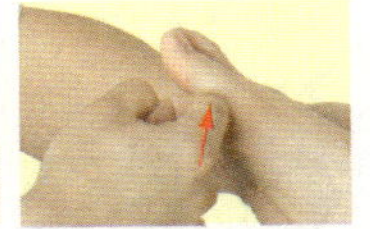

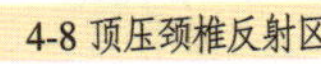

4-8 顶压颈椎反射区

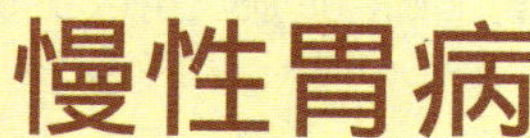

慢性胃病

——健脾和胃吃得香

慢性胃病一般包括慢性胃炎、胃及十二指肠溃疡和胃神经症。慢性肾炎是以胃黏膜非特异性慢性炎症为主要病理变化的慢性胃病，其发病率在各种胃病中居首位。发病率随年龄增长而增高，故老年人多发此病。慢性胃病大多可求治于足部按摩疗法。足部按摩重在调节胃、脾、肝三脏的功能。

选用反射区

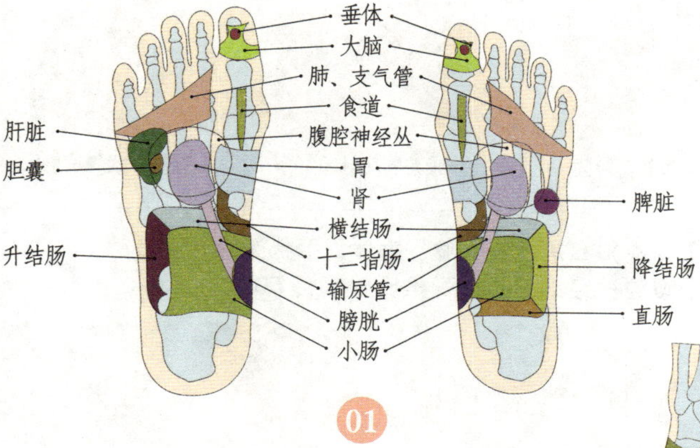

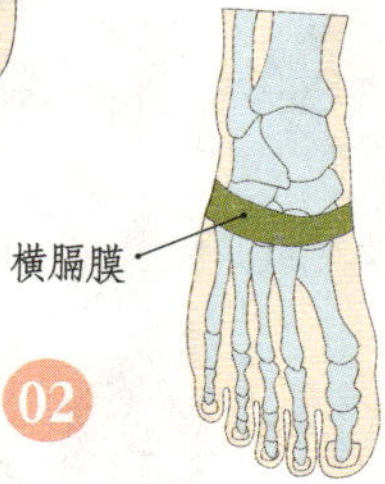

垂体
大脑
肺、支气管
食道
腹腔神经丛
肝脏
胆囊
胃
肾
脾脏
横结肠
十二指肠
升结肠
降结肠
输尿管
膀胱
直肠
小肠

01

横膈膜

02

按摩方法

每次按摩 30 ~ 40 分钟，每日 1 次，10 ~ 15 天为 1 疗程。

01 食指扣拳法依次顶压胃、十二指肠、脾脏、肝脏、肾、膀胱反射区各 50 次，按摩力度以局部胀痛为宜。

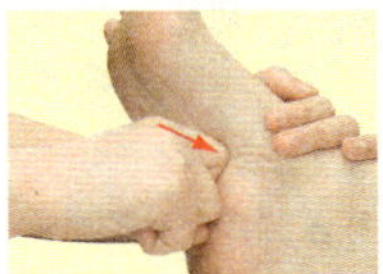
1-1 顶压胃反射区

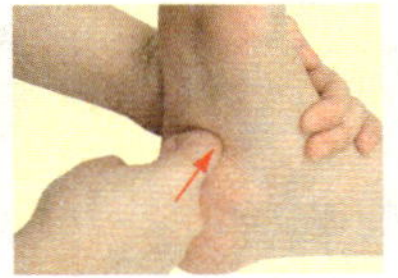
1-2 顶压十二指肠反射区

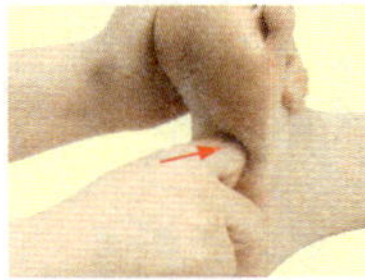
1-3 顶压脾脏反射区

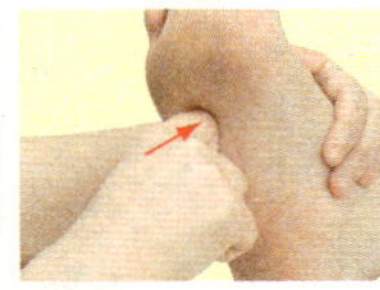
1-4 顶压肝脏反射区

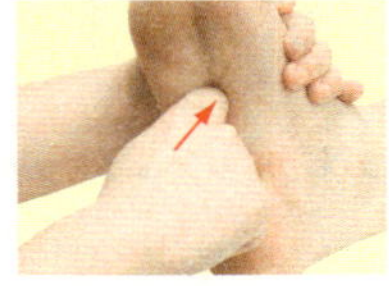
1-5 顶压肾反射区

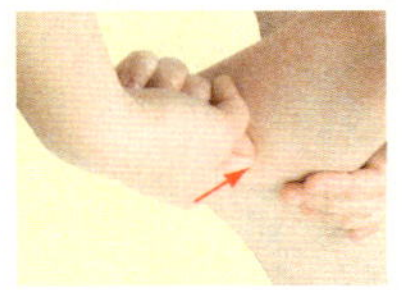
1-6 顶压膀胱反射区

02 指腹推压法推按输尿管反射区 50 次。

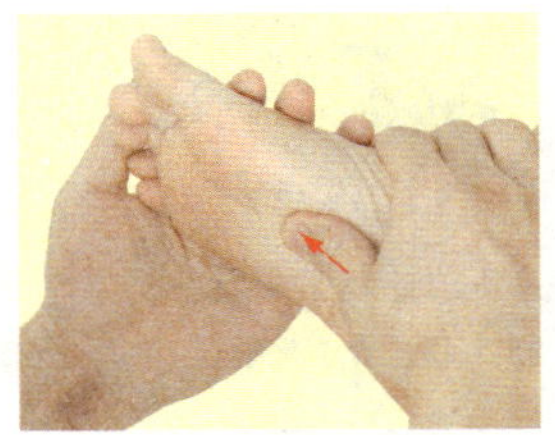
推压输尿管反射区

拇指指腹推压法推按肺反射区 50 次。

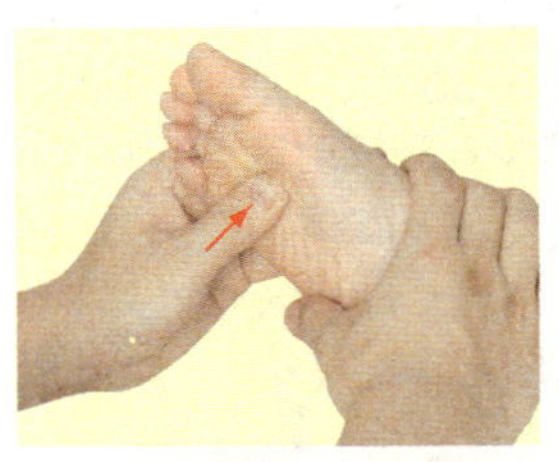
推按肺反射区

食指扣拳法顶压大脑、垂体反射区各 50 次。

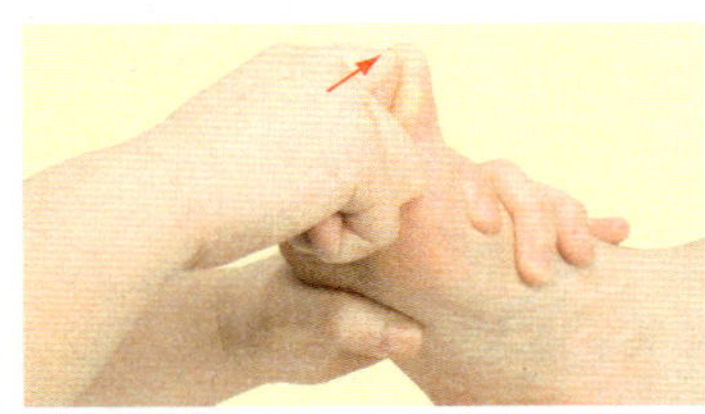
4-1 顶压大脑反射区

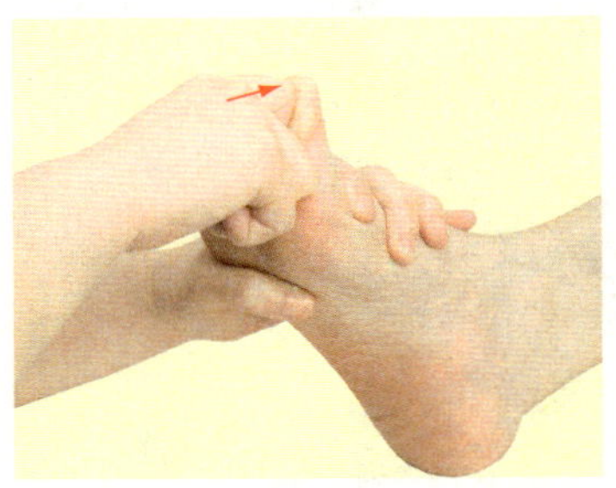
4-2 顶压垂体反射区

05 食指扣拳法顶压食道、小肠、胆囊反射区各 50 次。

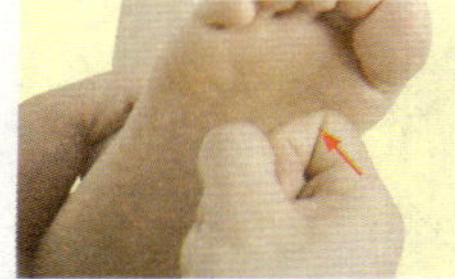
5-1 顶压食道反射区

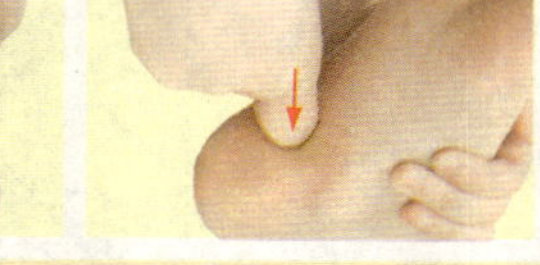
5-2 顶压小肠反射区

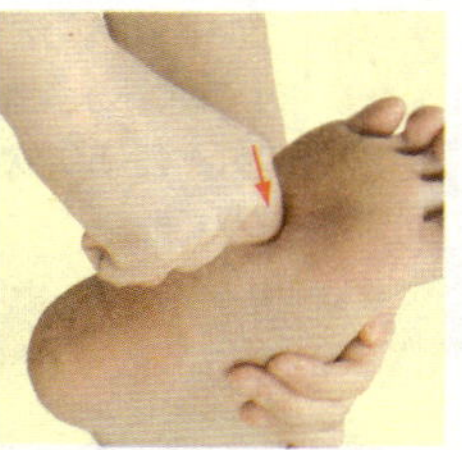
5-3 顶压胆囊反射区

06 依次进行足跟向足趾方向拇指指腹推压法推按升结肠反射区 50 次，从右向左推按横结肠反射区 50 次，从足趾向足跟方向推按降结肠反射区 50 次，从足外侧向足内侧推按直肠反射区 50 次。

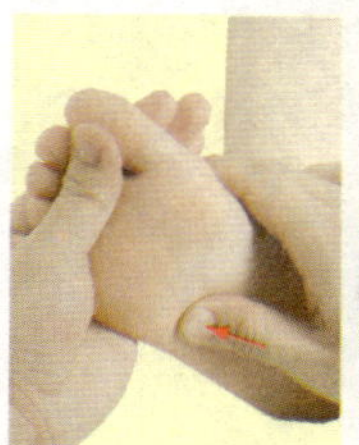
6-1 推按升结肠反射区

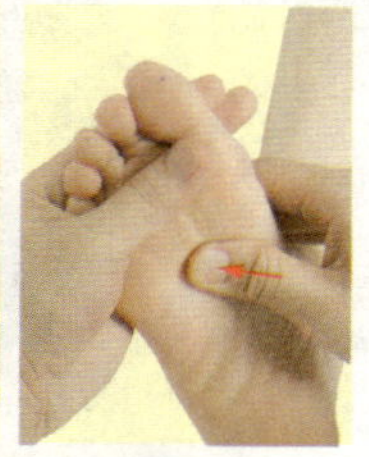
6-2 推按横结肠反射区

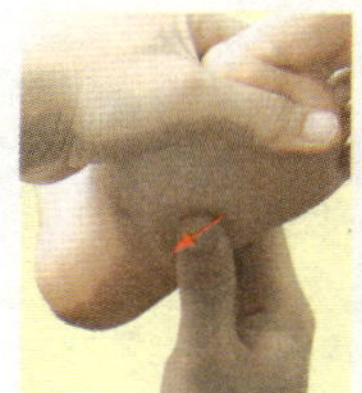
6-3 推按降结肠反射区

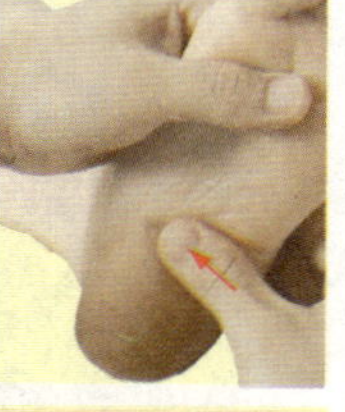
6-4 推按直肠反射区

07 双食指刮压法刮压横膈膜反射区，由轻到重，至局部有酸胀感为度。

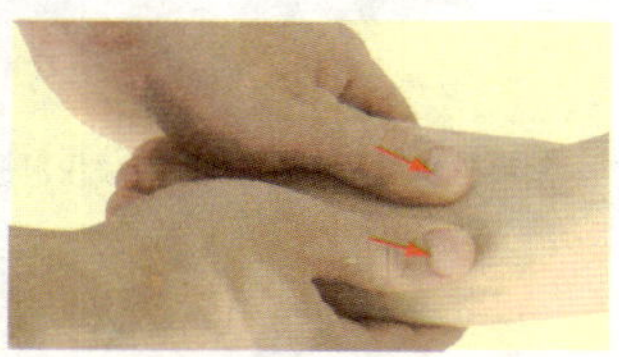
刮压横膈膜反射区

08 用四指刮压法刮压腹腔神经丛反射区。食、中、无名、小指屈曲，以近侧指间关节背侧由足趾向足跟方向刮压，力度由轻到重，以局部有酸胀感或局部发热为度。

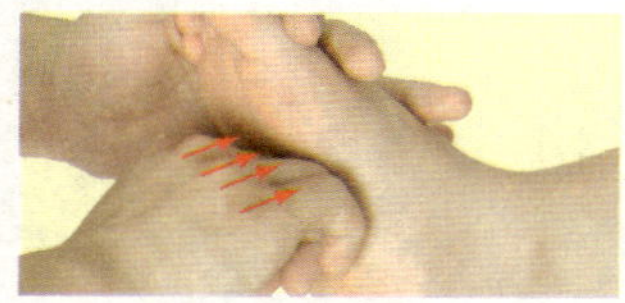
刮压腹腔神经丛反射区

中风后遗症

——舒筋活血神清明

中风是以猝然昏仆、不省人事、半身不遂、口眼歪斜、语言不利为主要症状的病症。病轻者可无昏仆而仅见半身不遂及口眼歪斜等症状。

选用反射区

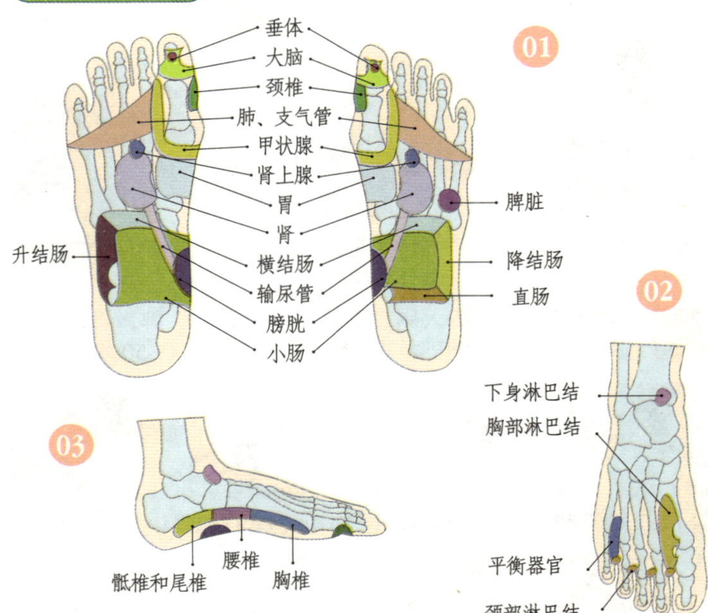

按摩方法

每次按摩30～40分钟，每日1次，10～15天为1疗程。

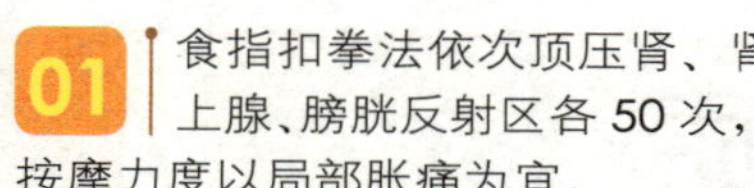

01 食指扣拳法依次顶压肾、肾上腺、膀胱反射区各 50 次，按摩力度以局部胀痛为宜。

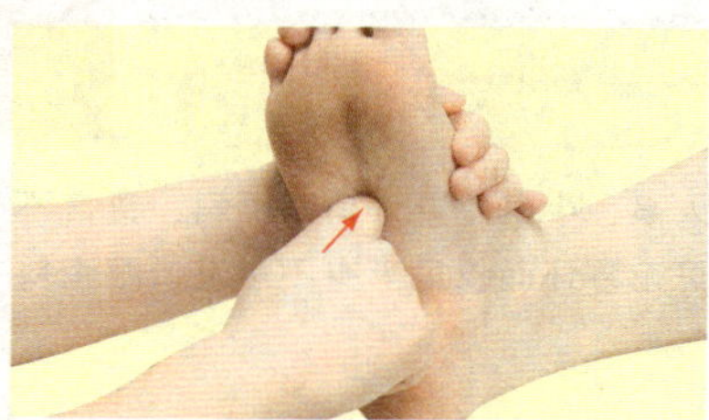

1-1 顶压肾反射区

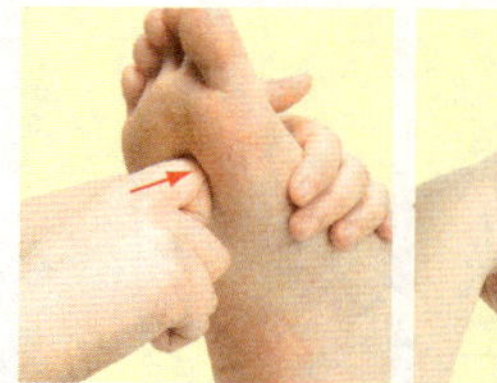

1-2 顶压肾上腺反射区

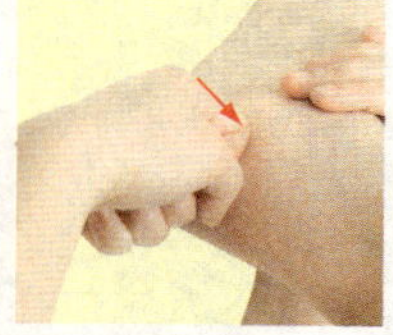

1-3 顶压膀胱反射区

02 拇指指腹推压法推按输尿管反射区 50 次。

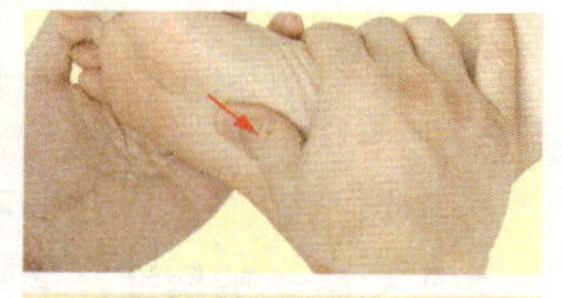

推按输尿管反射区

03 拇指指腹推压法推按肺反射区 50 次。

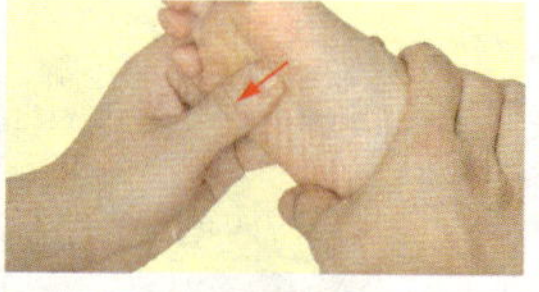

推按肺反射区

04 食指扣拳法顶压大脑、垂体、平衡器官、脾、胃、颈部淋巴结、胸部淋巴结、下身淋巴结反射区各 50 次。

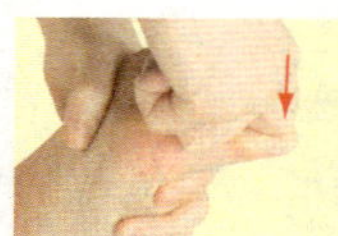

4-1 顶压大脑反射区

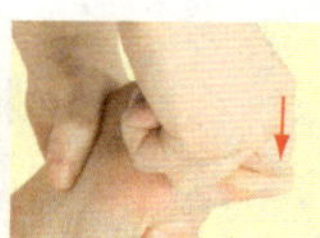

4-2 顶压垂体反射区

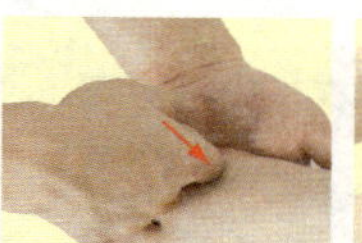

4-3 顶压平衡器官反射区

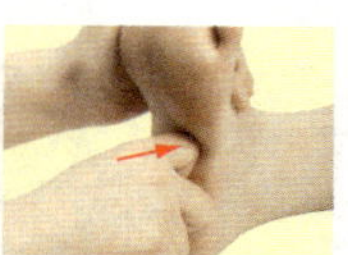

4-4 顶压脾反射区

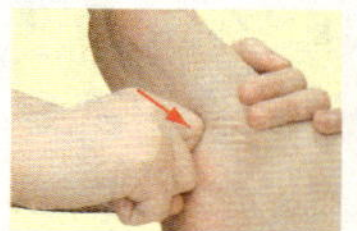

4-5 顶压胃反射区

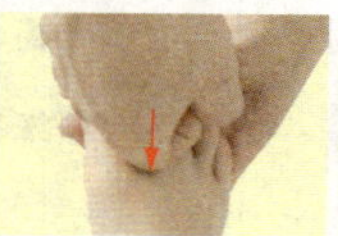

4-6 顶压颈部淋巴结反射区

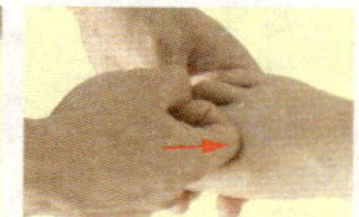

4-7 顶压胸部淋巴结反射区

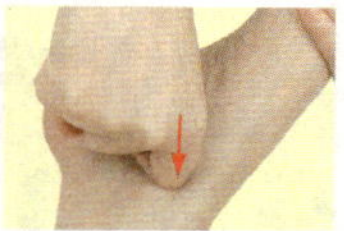

4-8 顶压下身淋巴结反射区

05 从足趾向足跟方向拇指指腹推压法推按小肠反射区 50 次，由足跟向足趾方向推按升结肠反射区 50 次，从右向左推按横结肠反射区 50 次，从足趾向足跟方向推按降结肠反射区 50 次，从足外侧向足内侧推按直肠反射区 50 次。

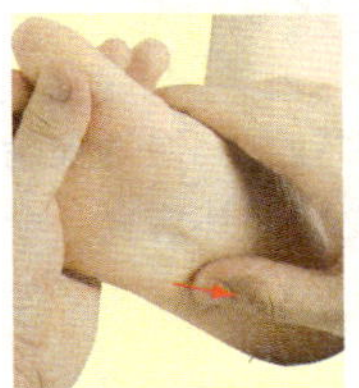

5-1 推按小肠反射区

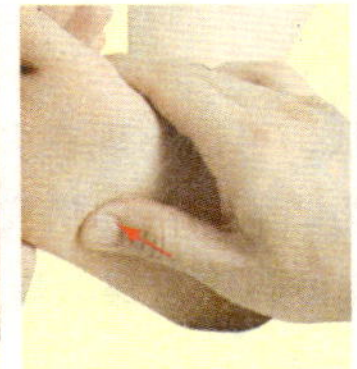

5-2 推按升结肠反射区

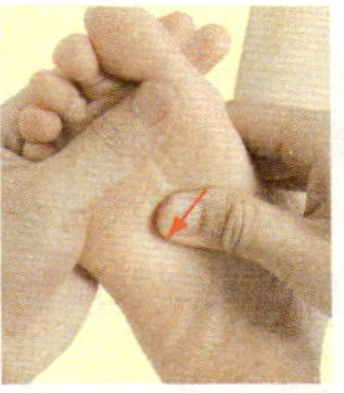

5-3 推按横结肠反射区

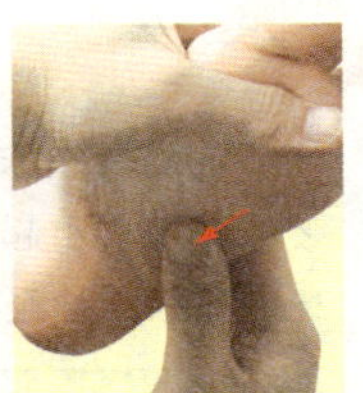

5-4 推按降结肠反射区

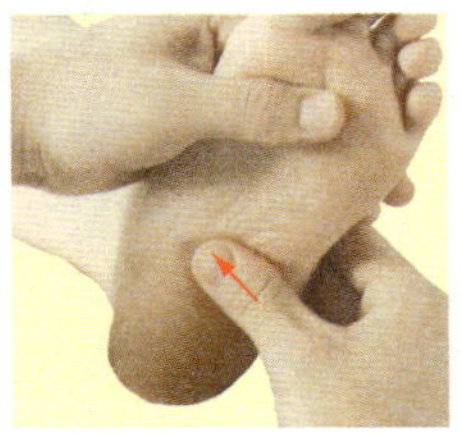

5-5 推按直肠反射区

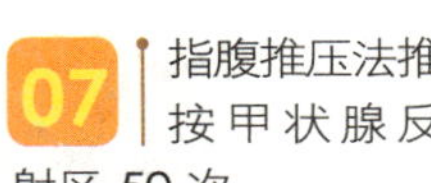

07 指腹推压法推按甲状腺反射区 50 次。

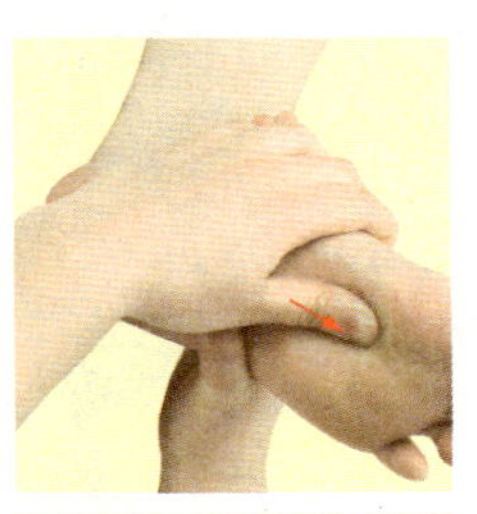

推按甲状腺反射区

06 拇指指腹推压法向足跟方向依序推按颈椎、胸椎、腰椎、骶椎、尾椎反射区 30 次。

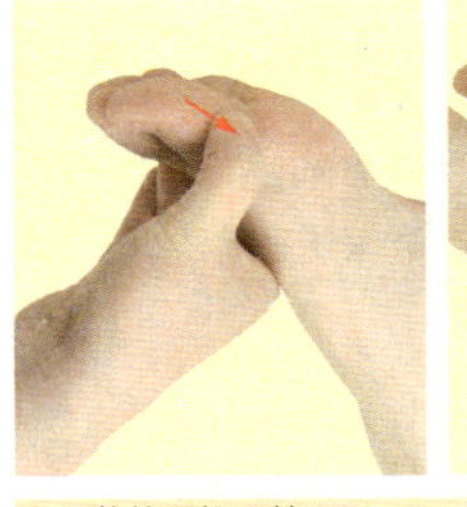

6-1 推按颈椎反射区

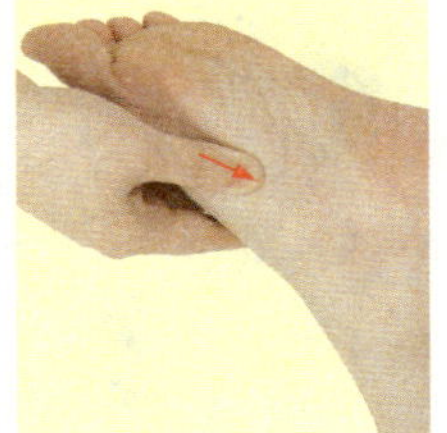

6-2 推按胸椎反射区

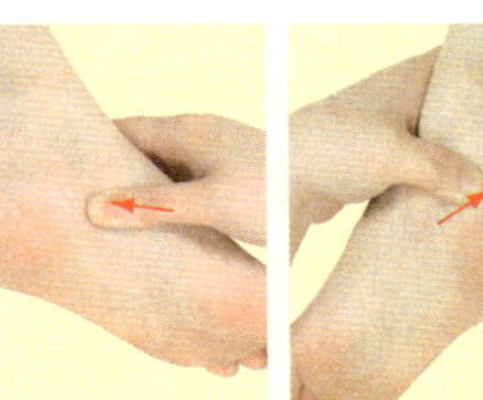

6-3 推按腰椎反射区 6-4 推按骶椎反射区

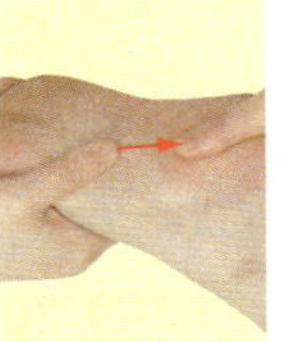

6-5 推按尾椎反射区

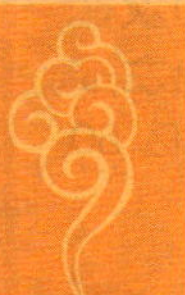

头痛

——足底按摩止痛快

头痛是临床上常见的自觉症状，可以出现在多种急、慢性疾病之中。综合引起头痛的疾病可分为四类：颅内病变、颅外病变、全身性疾病、神经症。足部按摩疗法可有效缓解头痛症状。

选用反射区

01

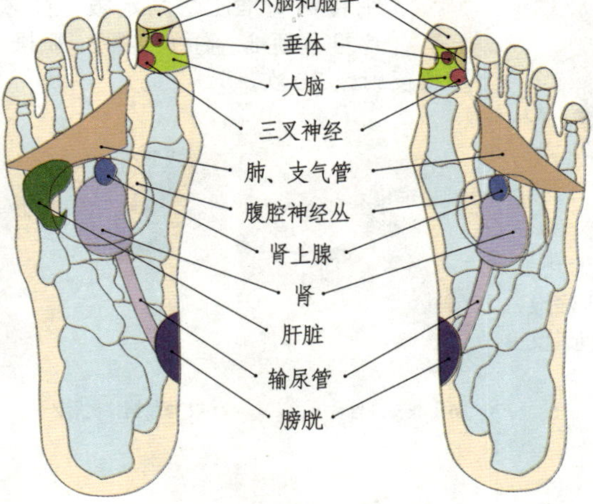

额窦

小脑和脑干

垂体

大脑

三叉神经

肺、支气管

腹腔神经丛

肾上腺

肾

肝脏

输尿管

膀胱

02

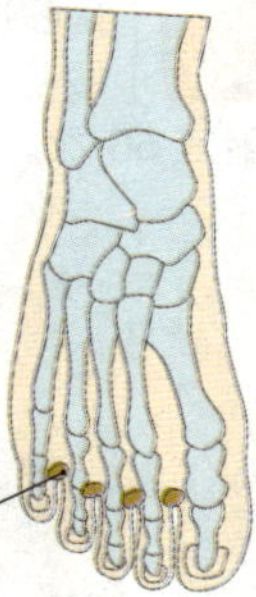

颈部淋巴结

按摩方法

每次按摩30～40分钟，每日1次，10～15天为1疗程。

01 食指扣拳法依次顶压肾、肾上腺、膀胱反射区各 50 次，按摩力度以局部胀痛为宜。

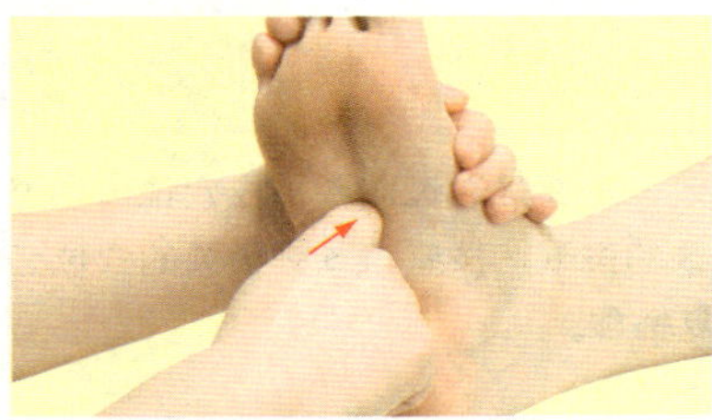

1-1 顶压肾反射区

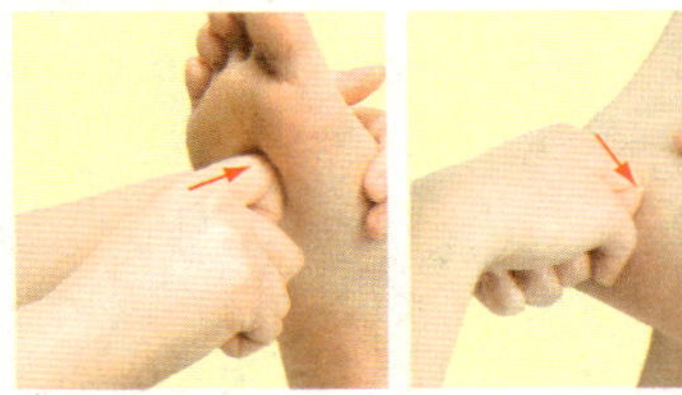

1-2 顶压肾上腺反射区　1-3 顶压膀胱反射区

02 拇指指腹推压法推按输尿管反射区 50 次。

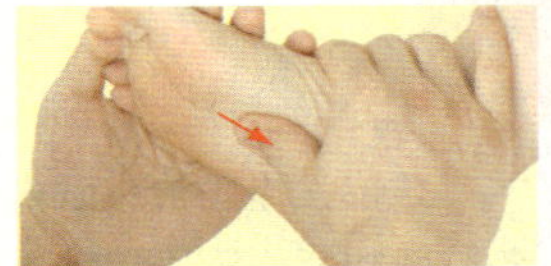

推按输尿管反射区

03 拇指指腹推压法推按肺反射区 50 次。

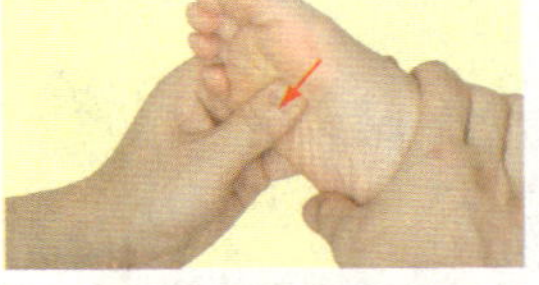

推按肺反射区

04 食指扣拳法顶压额窦、大脑、脑垂体、小脑和脑干、三叉神经、颈部淋巴结、腹腔神经丛、肝反射区各 50 次。

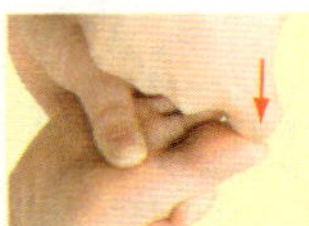

4-1 顶压额窦反射区

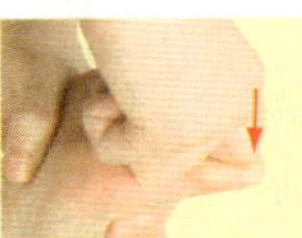

4-2 顶压大脑反射区

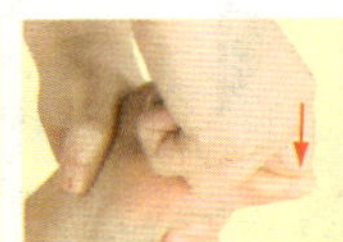

4-3 顶压脑垂体反射区

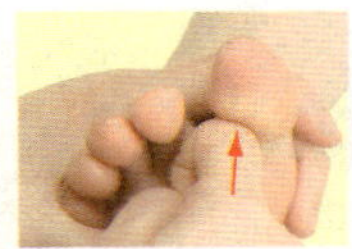

4-4 顶压小脑和脑干反射区

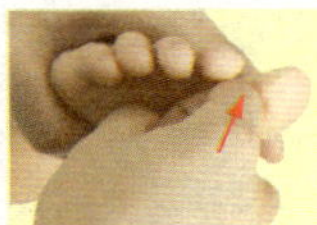

4-5 顶压三叉神经反射区

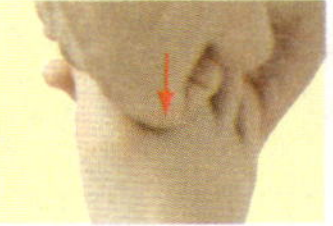

4-6 顶压颈部淋巴结反射区

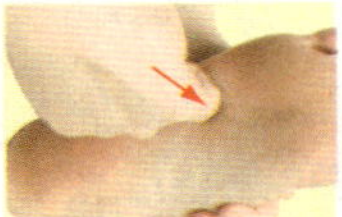

4-7 顶压腹腔神经丛反射区

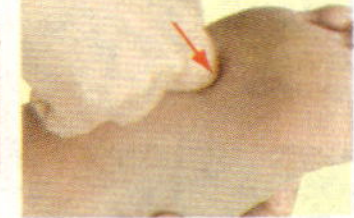

4-8 顶压肝反射区

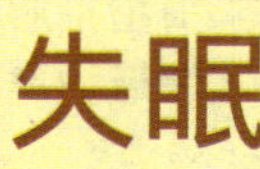

失眠

——轻揉慢按睡眠好

足部按摩防治失眠安全有效，主要是通过刺激相应穴位来调整各脏腑功能。不论何种原因导致的失眠，按摩与肾脏相关的穴位必不可少，而且要经常按摩，反复推拿。

选用反射区

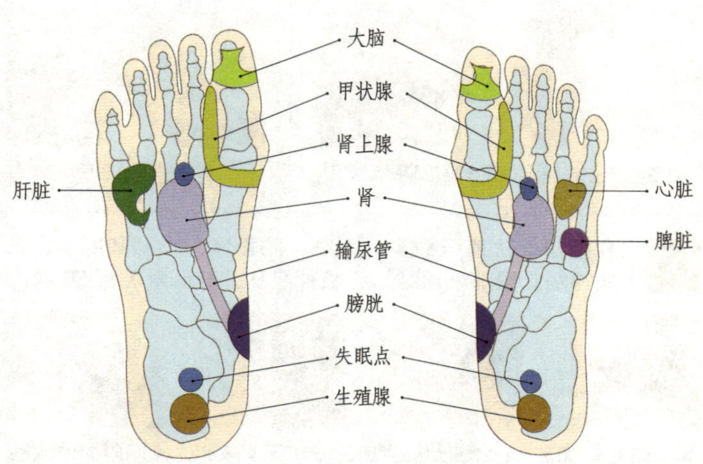

按摩方法

每次按摩 30 ~ 40 分钟，每日 1 次，10 ~ 15 天为 1 疗程。

01 食指扣拳法依次顶压肾、肾上腺、膀胱、大脑、生殖腺反射区各 10 次，用力可稍重，以局部酸胀疼痛为宜。

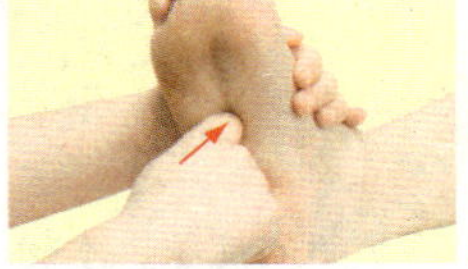

1-1 顶压肾反射区

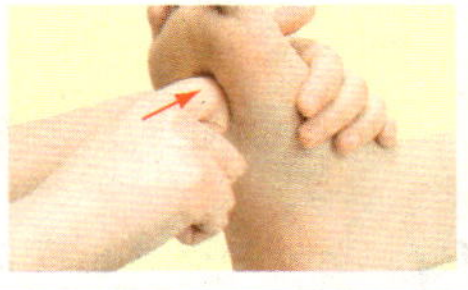

1-2 顶压肾上腺反射区

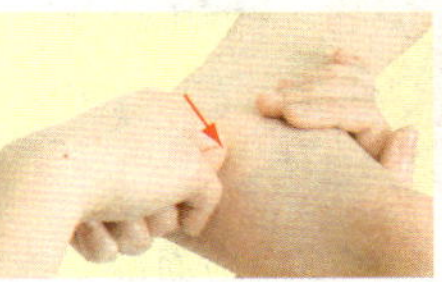

1-3 顶压膀胱反射区

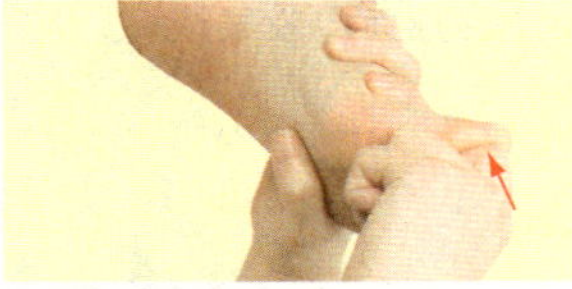

1-4 顶压大脑反射区

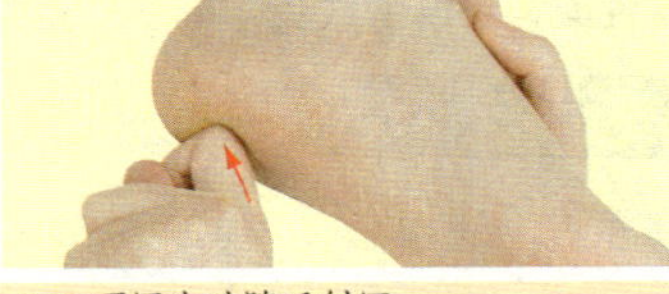

1-5 顶压生殖腺反射区

02 拇指指腹推压法推按输尿管反射区 50 次。

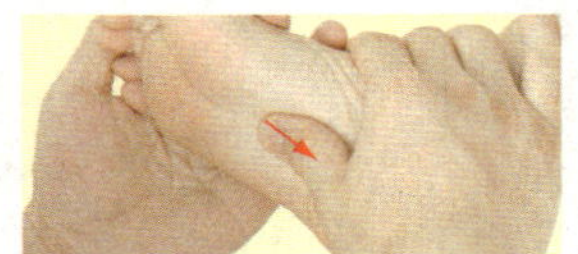

推按输尿管反射区

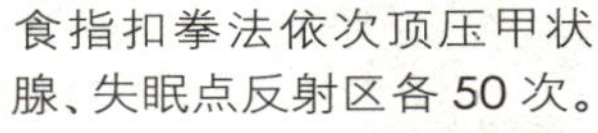

03 食指扣拳法依次顶压甲状腺、失眠点反射区各 50 次。

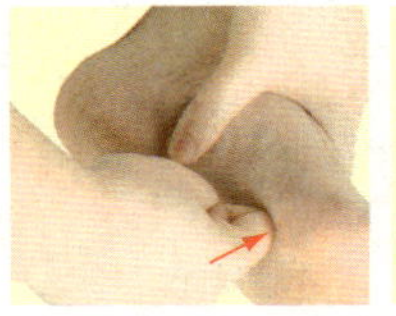

3-1 顶压甲状腺反射区

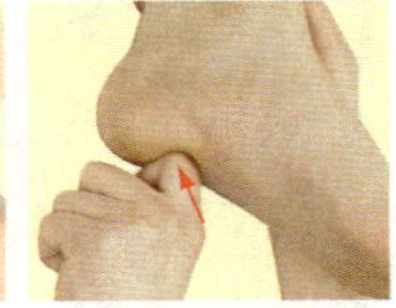

3-2 顶压失眠点反射区

04 食指扣拳法依次顶压心、肝、脾反射区各 50 次。

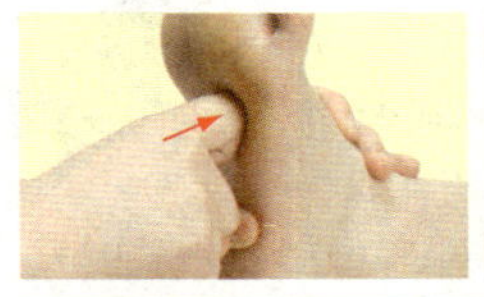

4-1 顶压心反射区

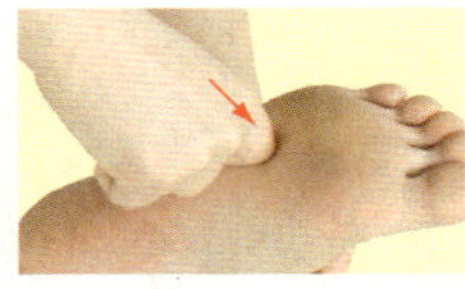

4-2 顶压肝反射区

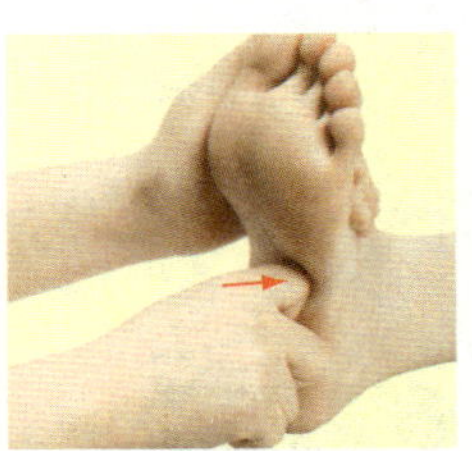

4-3 顶压脾反射区

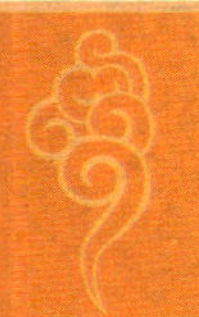

面瘫

——足疗缓解神经麻痹

面瘫指面部肌肉麻痹，运动障碍，出现口眼歪斜的症状。本病由于是面神经急性非化脓性炎症所致，故被称为面神经炎，亦称周围性面神经麻痹或贝尔麻痹。足部按摩疗法治疗面瘫效果很好。

选用反射区

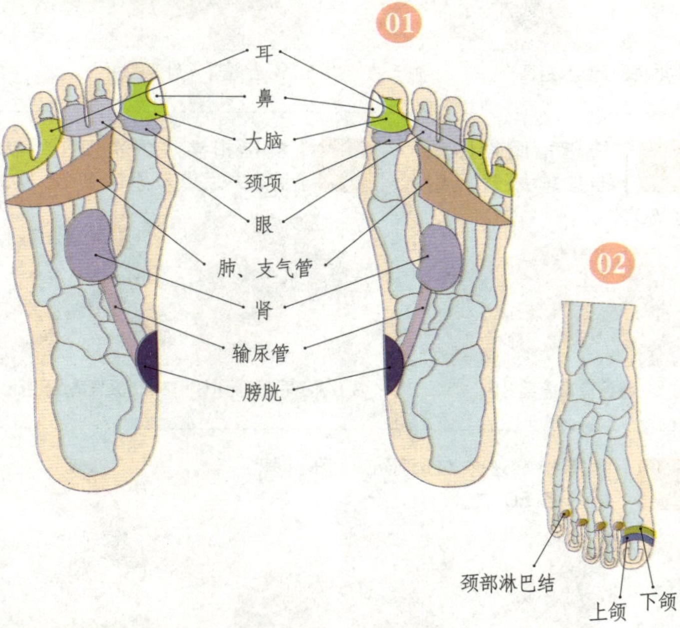

01

耳
鼻
大脑
颈项
眼
肺、支气管
肾
输尿管
膀胱

02

颈部淋巴结
上颌
下颌

按摩方法

每次按摩 30 ～ 40 分钟，每日 1 次，10 ～ 15 天为 1 疗程。

01 食指扣拳法依次顶压肾、膀胱反射区各 50 次，按摩力度以局部胀痛为宜。

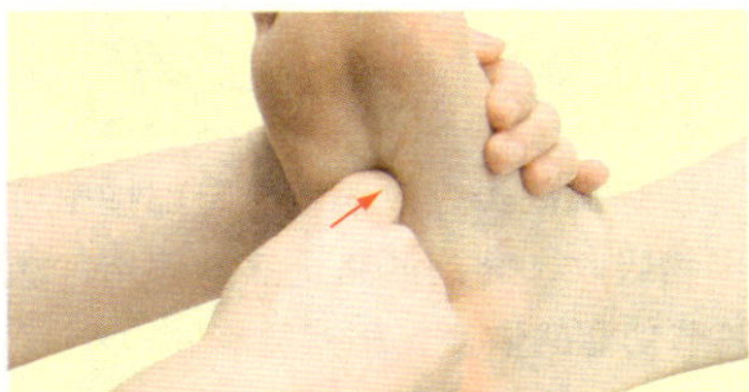
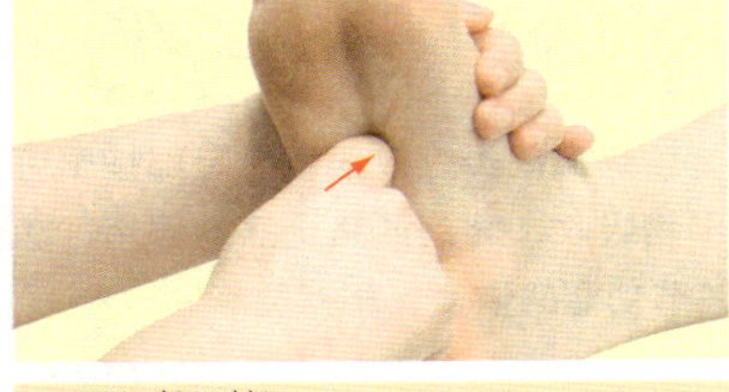

1-1 顶压肾反射区

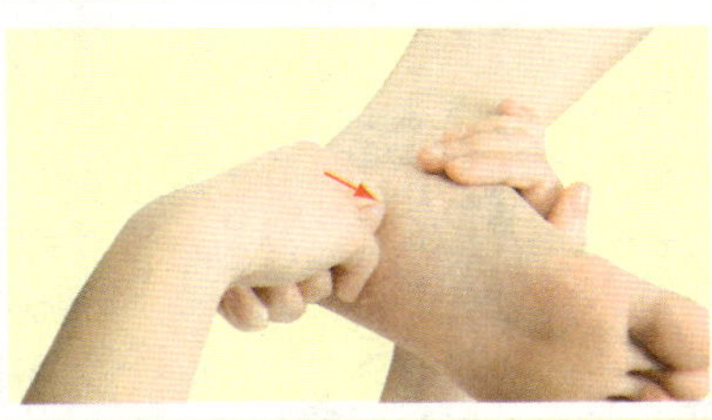

1-2 顶压膀胱反射区

02 拇指指腹推压法推按输尿管反射区 50 次。

推按输尿管反射区

03 拇指指腹推压法推按肺反射区 50 次。

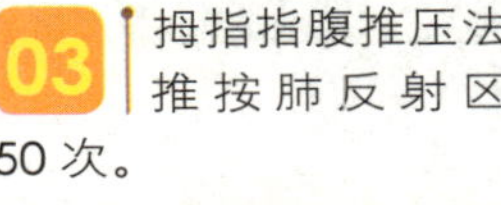
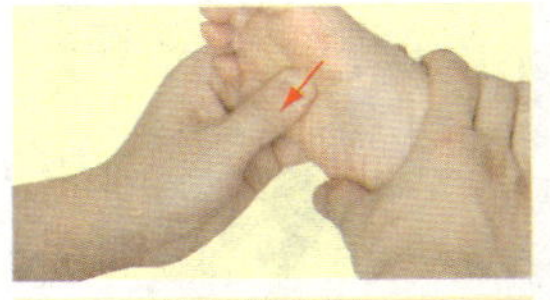

推按肺反射区

04 食指扣拳法顶压大脑、颈项、上颌、下颌、鼻、眼、耳、颈部淋巴结反射区各 50 次。

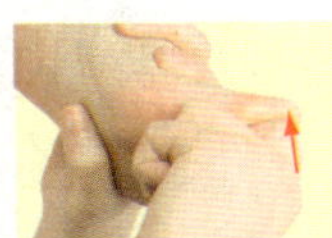

4-1 顶压大脑反射区

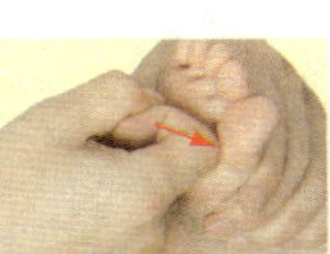

4-2 顶压颈项反射区

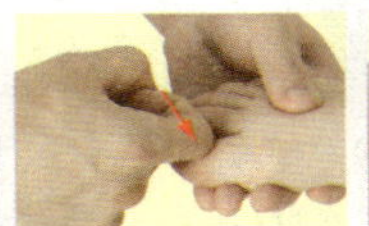

4-3 顶压上颌反射区

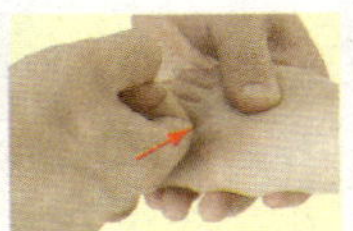

4-4 顶压下颌反射区

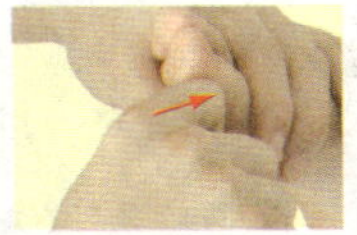

4-5 顶压鼻反射区

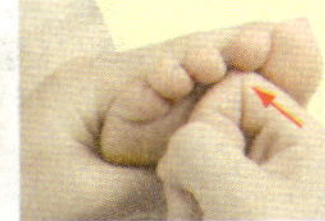

4-6 顶压眼反射区

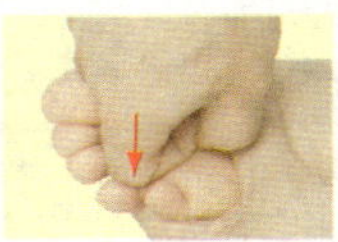

4-7 顶压耳反射区

4-8 顶压颈部淋巴结反射区

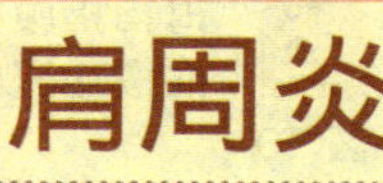

肩周炎

——滑利关节，通络止痛

足疗配合肩关节功能锻炼，治疗肩周炎疗效显著。足部按摩可改善患部的血液循环，加速渗出物吸收，起到通络止痛的作用；功能锻炼可滑利关节，以促进肩关节功能的恢复，相得益彰。

选用反射区

01

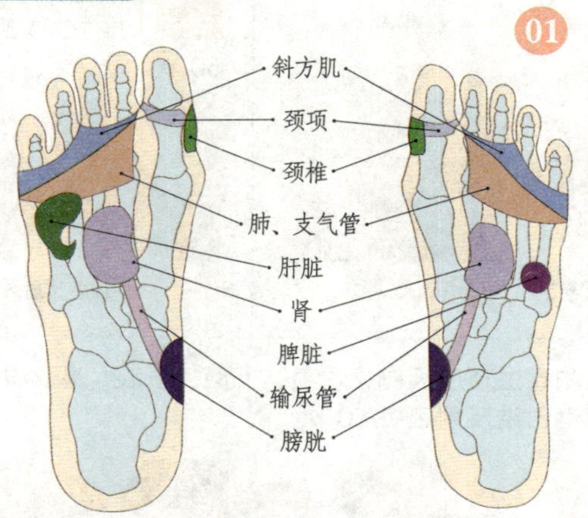

02

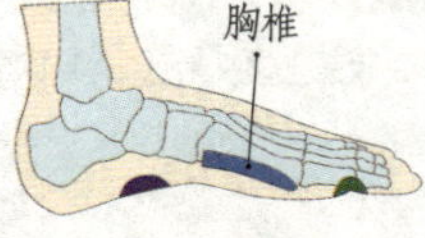

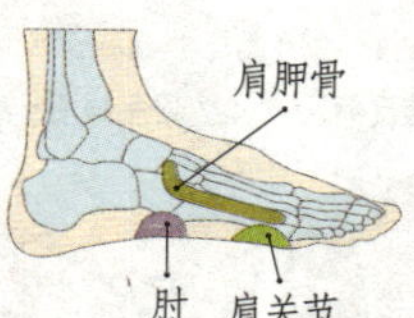

按摩方法

每次按摩 30 ~ 40 分钟，每日 1 次，10 ~ 15 天为 1 疗程。

01 食指扣拳法依次顶压肾、膀胱反射区各50次，按摩力度以局部胀痛为宜。

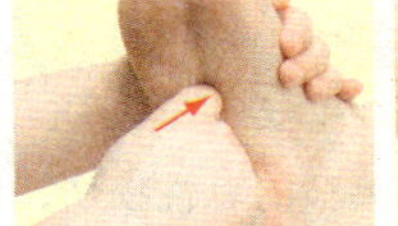
1-1 顶压肾反射区

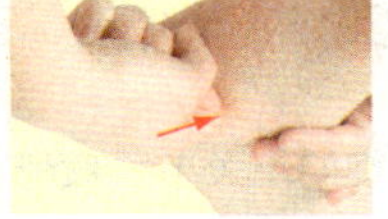
1-2 顶压膀胱反射区

02 拇指指腹推压法推按输尿管反射区50次。

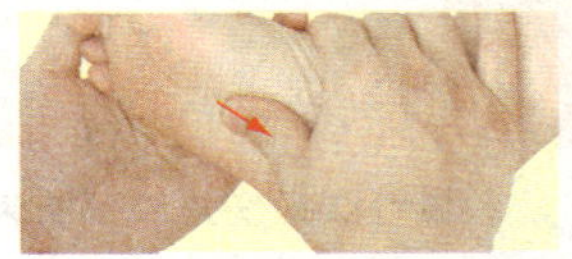
推按输尿管反射区

03 食指扣拳法顶压肩、肩胛骨、斜方肌反射区各50次。

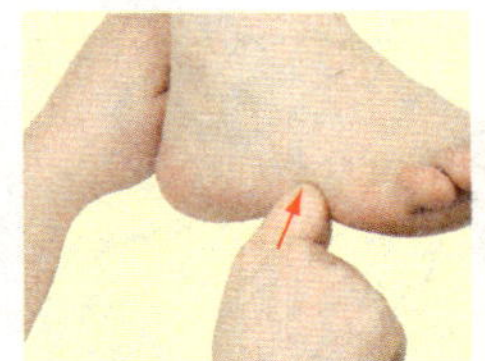
3-1 顶压肩反射区

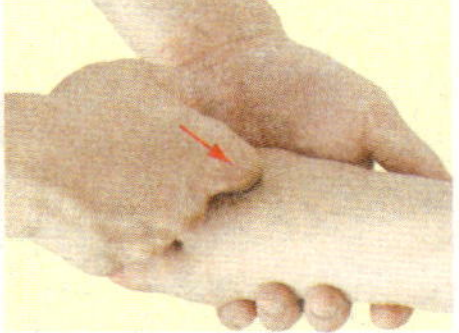
3-2 顶压肩胛骨反射区

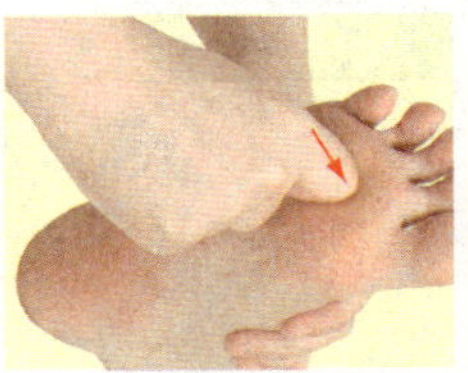
3-3 顶压斜方肌反射区

04 食指扣拳法顶压颈项、肘、颈椎、胸椎、肝脏、脾脏、肺反射区各50次。

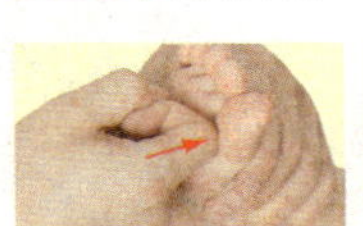
4-1 顶压颈项反射区

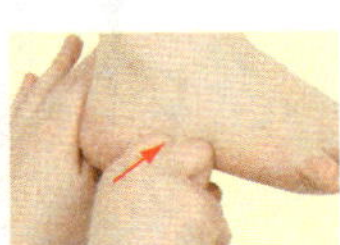
4-2 顶压肘反射区

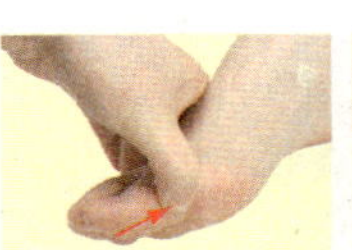
4-3 顶压颈椎反射区

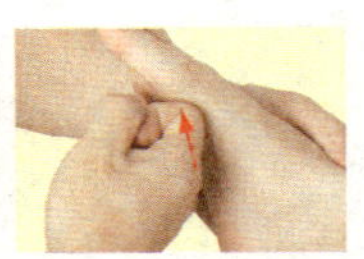
4-4 顶压胸椎反射区

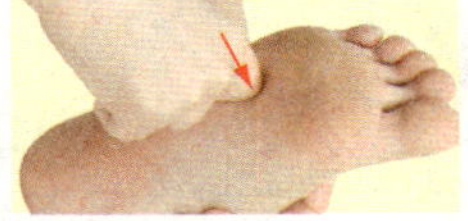

4-5 顶压肝脏反射区

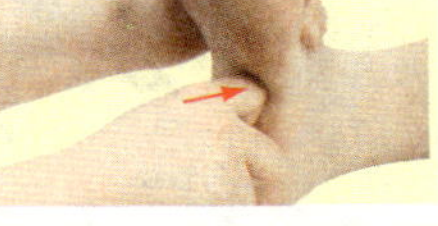
4-6 顶压脾脏反射区

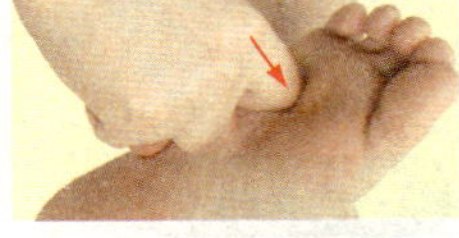
4-7 顶压肺反射区

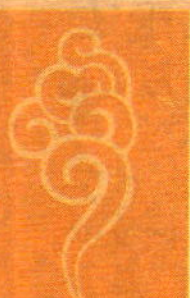

急性腰扭伤

——舒筋活络，活血止痛

急性腰扭伤是腰部肌肉、椎间小关节、腰骶关节的急性损伤，多为突然遭受间接外力所致，损伤可使腰部肌肉、韧带、筋膜和关节囊等组织受到过度扭转，甚至撕裂，而出现腰痛剧烈、腰部活动受限等一系列临床症状。足部按摩可以舒筋活络、活血止痛，对于治疗急性腰扭伤有较好的疗效。

选用反射区

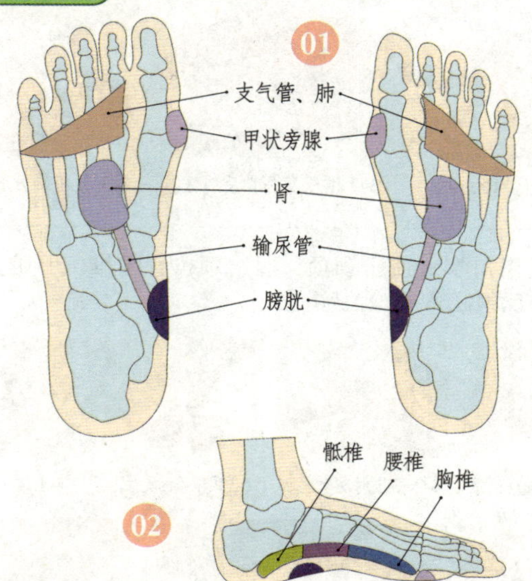

按摩方法

每次按摩 30 ~ 40 分钟，每日 1 次，10 ~ 15 天为 1 疗程。

01 食指扣拳法顶压肾、膀胱反射区各 50 次，按摩力度以局部胀痛为宜。

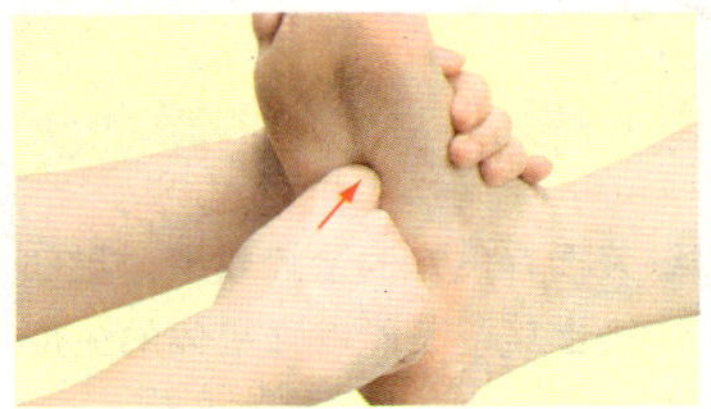

1-1 顶压肾反射区

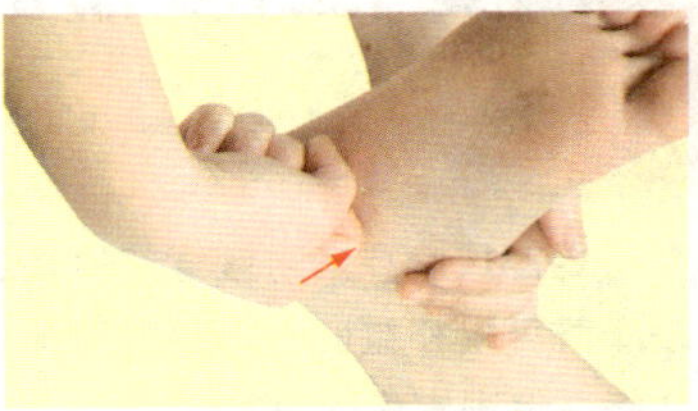

1-2 顶压膀胱反射区

02 拇指指腹推压法推按输尿管反射区 50 次。

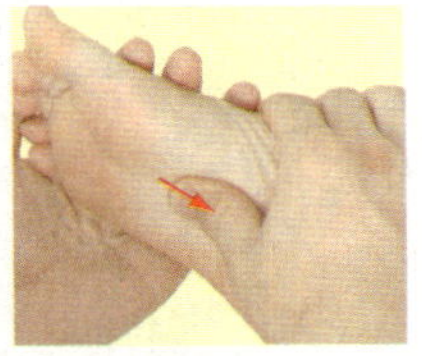

推按输尿管反射区

03 拇指指腹推压法推按肺反射区 50 次。

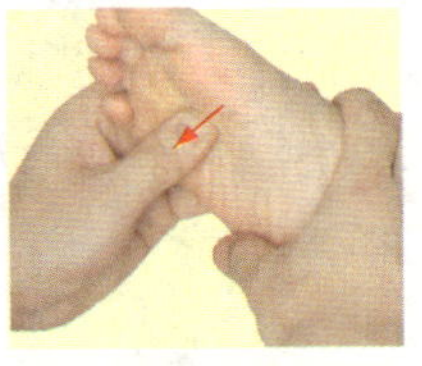

推按肺反射区

05 食指扣拳法顶压甲状旁腺反射区 50 次。

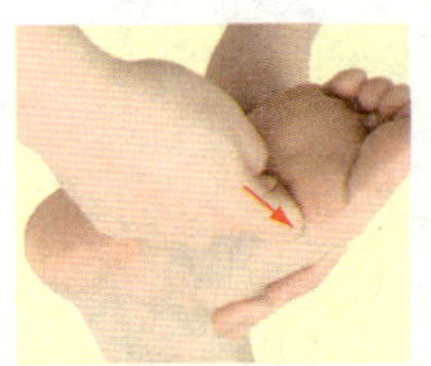

顶压甲状旁腺反射区

04 向足跟方向拇指指腹推压法推按胸椎、腰椎、骶椎反射区各 50 次。

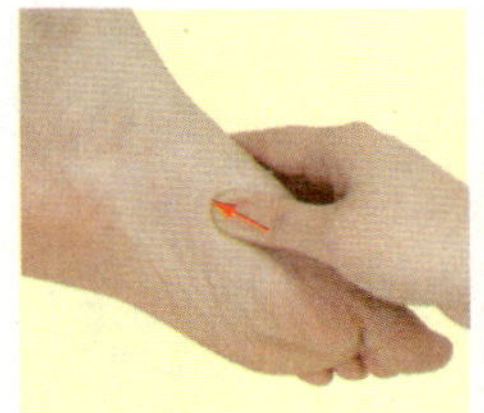

4-1 推按胸椎反射区

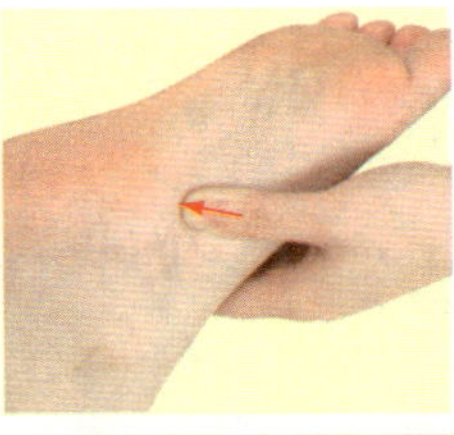

4-2 推按腰椎反射区

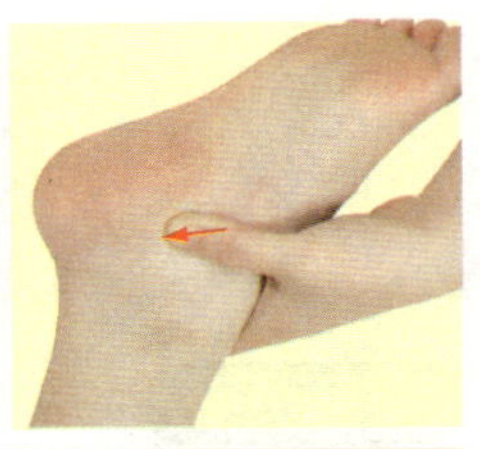

4-3 推按骶椎反射区

慢性腰肌劳损

——补益肝肾，疏筋利骨

足部按摩疗法对腰背部的软组织劳损有良好的治疗效果。足部按摩既可以补益肝肾、疏利筋骨、通络止痛，还能增强机体的免疫功能，促进本病的康复。

选用反射区

01

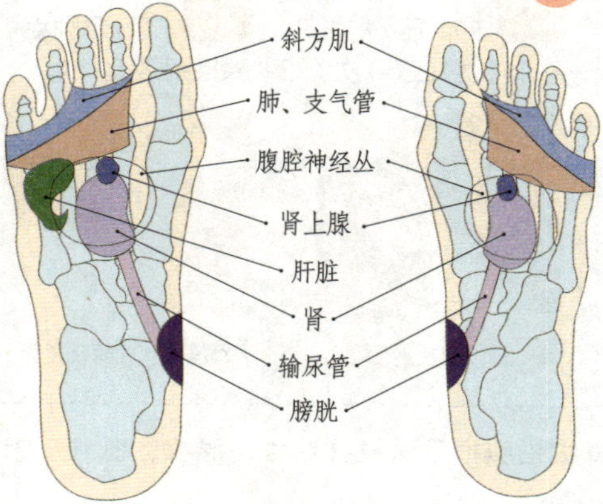

02

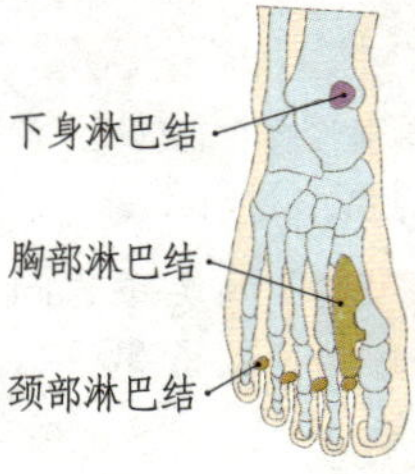

03

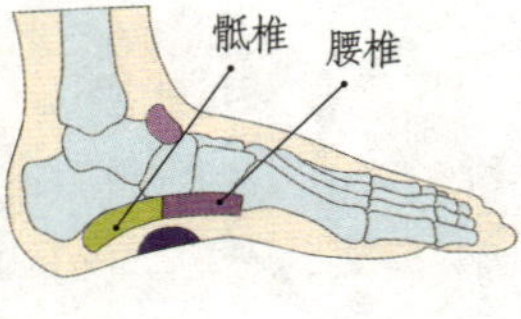

按摩方法

每次按摩 30 ~ 40 分钟，每日 1 次，10 ~ 15 天为 1 疗程。

01 食指扣拳法依次顶压肾、肝、肾上腺、膀胱反射区各 50 次，以局部胀痛为宜。

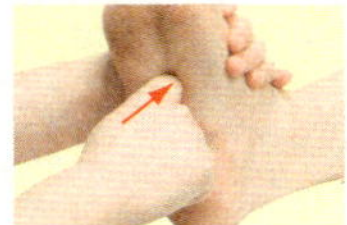

1-1 顶压肾反射区

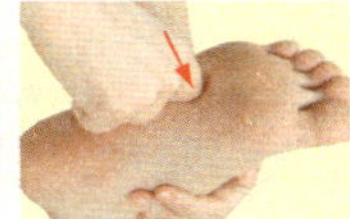

1-2 顶压肝脏反射区

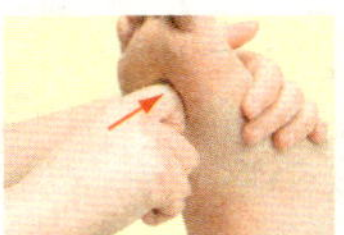

1-3 顶压肾上腺反射区

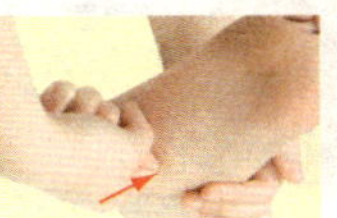

1-4 顶压膀胱反射区

02 拇指指腹推压法推按输尿管反射区 50 次。

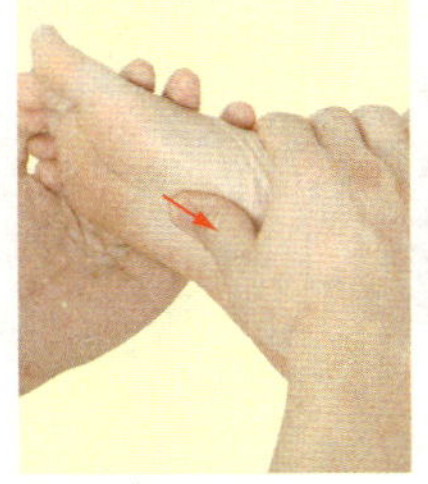

推按输尿管反射区

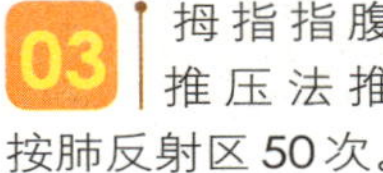

03 拇指指腹推压法推按肺反射区 50 次。

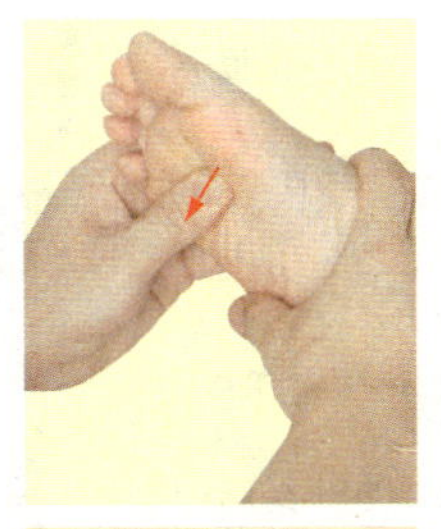

推按肺反射区

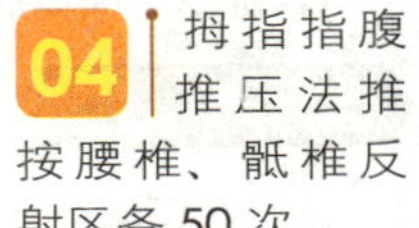

04 拇指指腹推压法推按腰椎、骶椎反射区各 50 次。

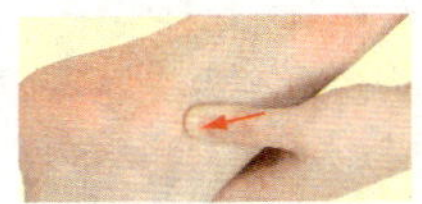

4-1 推按腰椎反射区

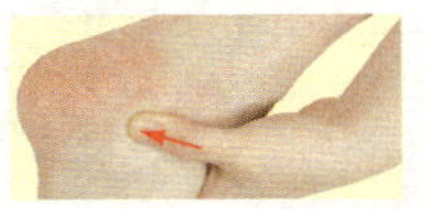

4-2 推按骶椎反射区

05 食指扣拳法顶压头颈淋巴结、胸部淋巴结、下身淋巴结反射区各 50 次。

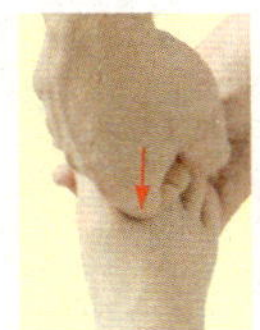

5-1 顶压头颈淋巴结反射区

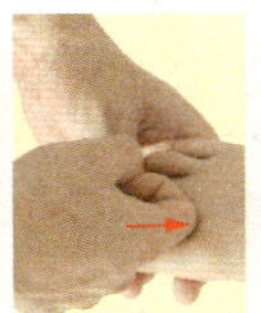

5-2 顶压胸部淋巴结反射区

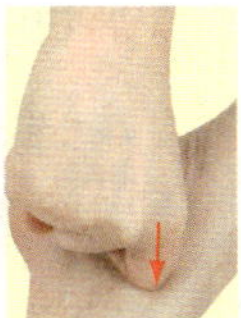

5-3 顶压下身淋巴结反射区

06 食指扣拳法顶压腹腔神经丛、斜方肌反射区各 20 次。

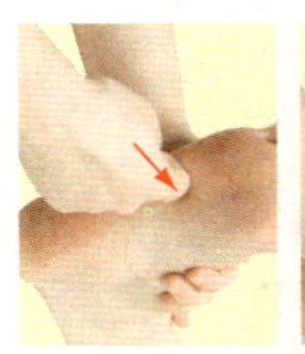

6-1 顶压腹腔神经丛反射区

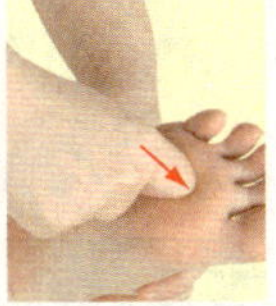

6-2 顶压斜方肌反射区

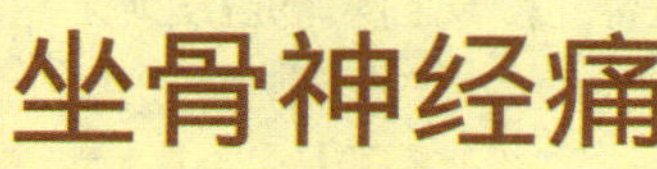

坐骨神经痛

——疏通经气，促进血液循环

足部按摩疗法对于治疗坐骨神经痛疗效显著，治疗越早，疗效越好，疗程越短。足部按摩可调节改善全身的功能状态，疏导患部经气，加强患部血液循环，促进神经功能恢复。

选用反射区

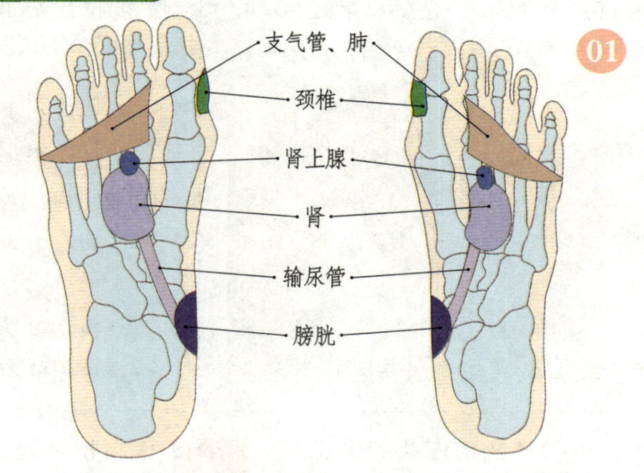

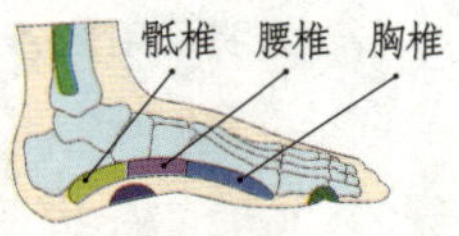

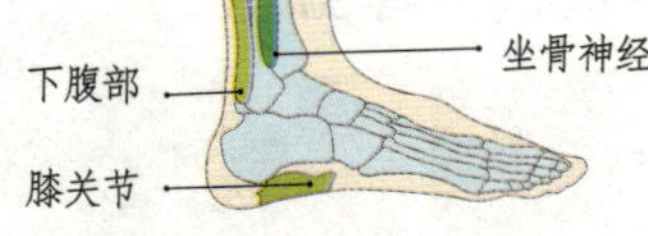

按摩方法

每次按摩 30 ~ 40 分钟，每日 1 次，10 ~ 15 天为 1 疗程。

01 食指扣拳法依次顶压肾、膀胱、坐骨神经、肾上腺反射区各 50 次，以局部胀痛为宜。

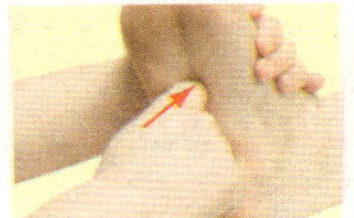

1-1 顶压肾反射区

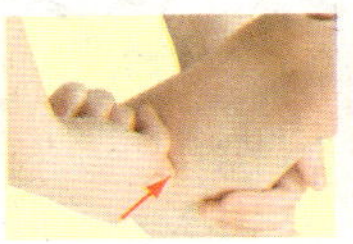

1-2 顶压膀胱反射区

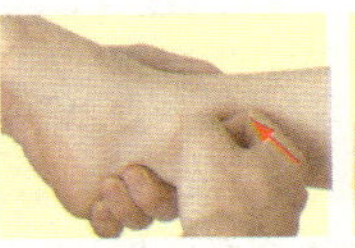

1-3 顶压坐骨神经反射区

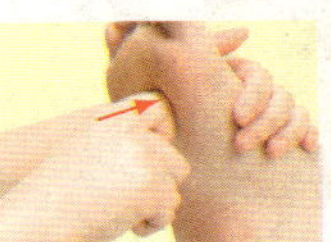

1-4 顶压肾上腺反射区

02 拇指指腹推压法推按输尿管反射区 50 次。

推按输尿管反射区

03 拇指指腹推压法推按肺反射区 50 次。

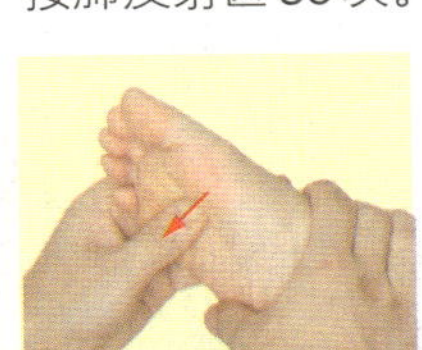

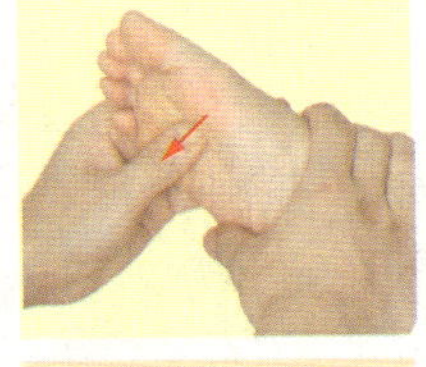

推按肺反射区

04 食指扣拳法顶压膝关节反射区 30 次。

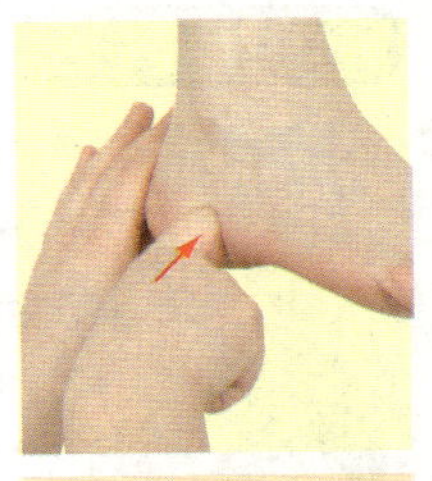

顶压膝关节反射区

05 向足跟方向依序拇指指腹推压法推按颈椎、胸椎、腰椎、骶椎反射区各 50 次。

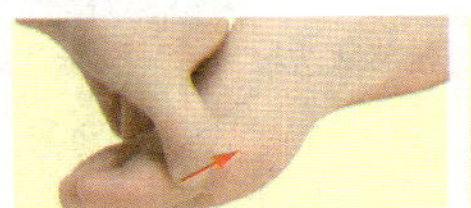

5-1 推按颈椎反射区

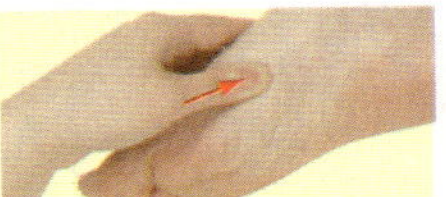

5-2 推按胸椎反射区

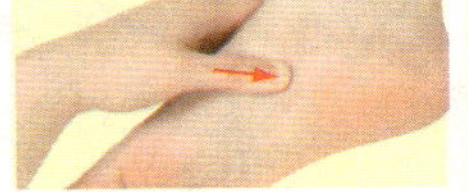

5-3 推按腰椎反射区

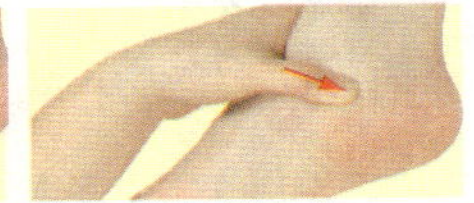

5-4 推按骶椎反射区

06 拇指推按法推按下腹部反射区 30 次。

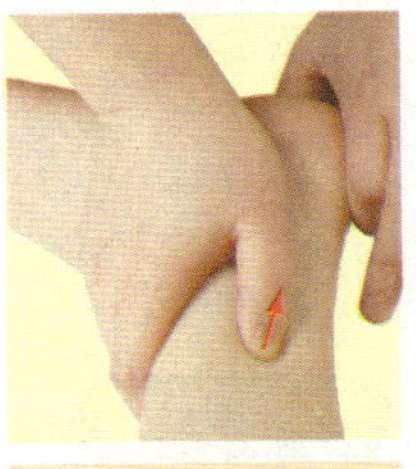

推按下腹部反射区

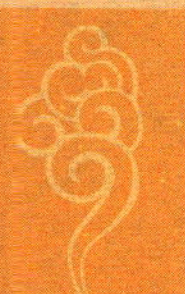

类风湿性关节炎

——活血通络，消除炎症

类风湿性关节炎是以慢性对称性多关节炎为主要表现的一种全身性自身免疫性疾病。足部按摩疗法是治疗类风湿关节炎常用的辅助方法，长期坚持按摩，并结合药物治疗和功能锻炼，可防止病情加重。足部按摩可调整机体的免疫功能，改善患部血液循环，消除局部炎症，从而减轻症状。

选用反射区

01

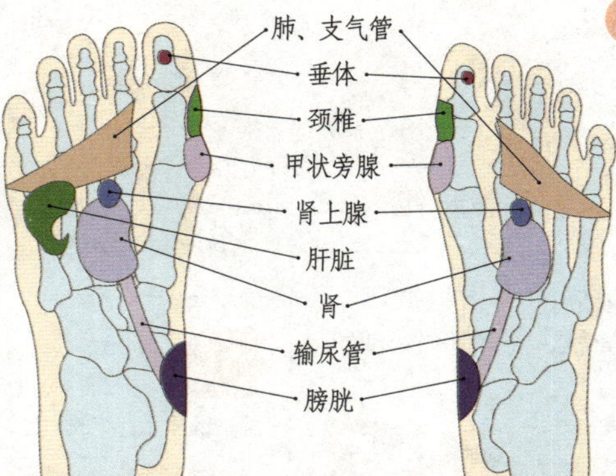

02

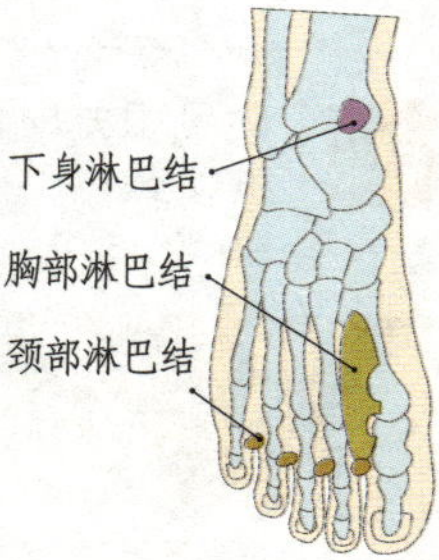

03

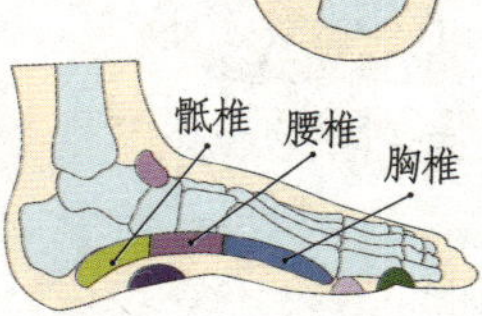

按摩方法

每次按摩 30 ~ 40 分钟，每日 1 次，10 ~ 15 天为 1 疗程。

01 食指扣拳法依次顶压垂体、肾、肝脏、肾上腺、膀胱、甲状旁腺反射区各 50 次，按摩力度以局部胀痛为宜。

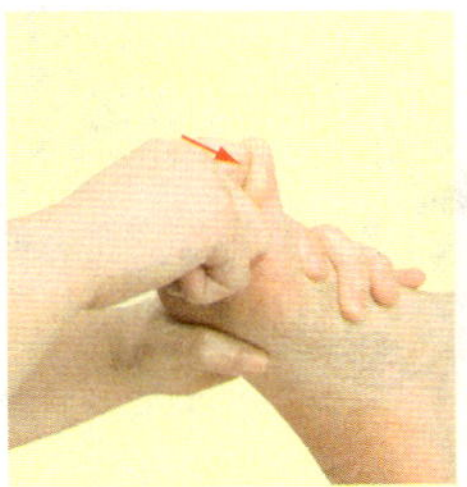
1-1 顶压垂体反射区

1-2 顶压肾反射区

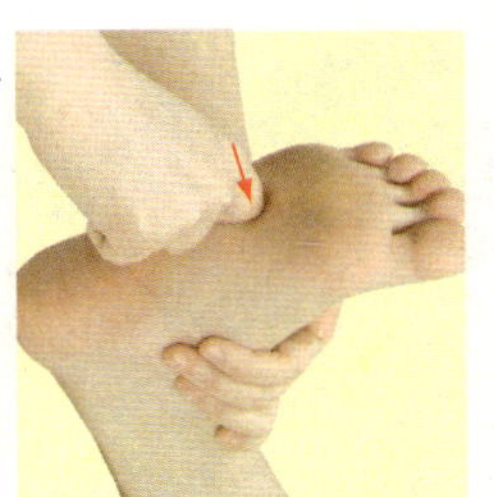
1-3 顶压肝脏反射区

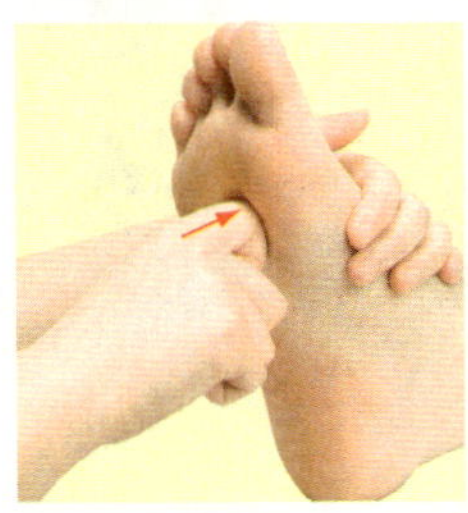
1-4 顶压肾上腺反射区

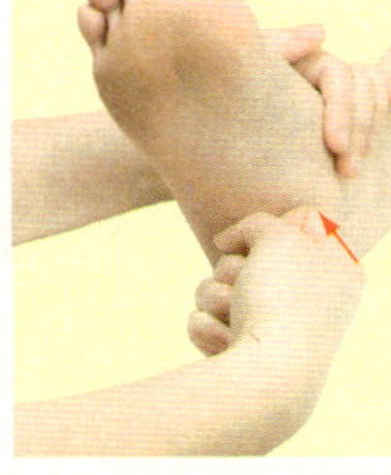
1-5 顶压膀胱反射区

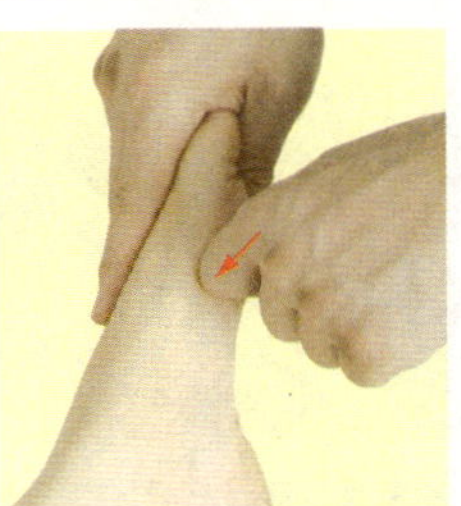
1-6 顶压甲状旁腺反射区

02 拇指指腹推压法推按输尿管反射区 50 次。

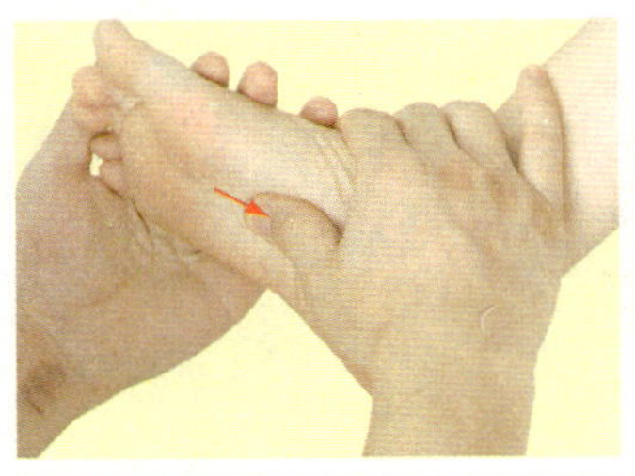
推按输尿管反射区

03 拇指指腹推压法推按肺反射区 50 次。

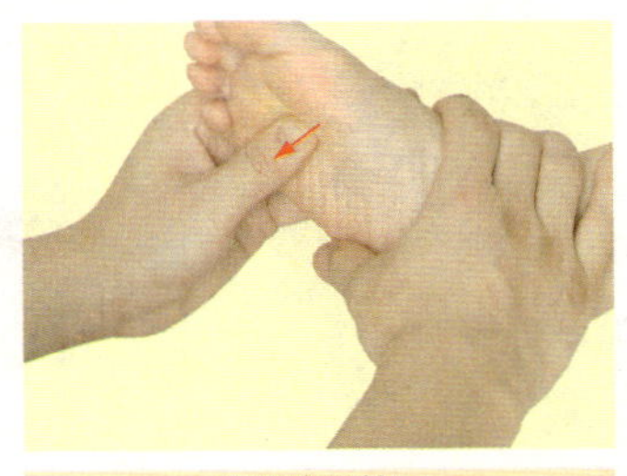
推按肺反射区

04 向足跟方向拇指指腹推压法依序推按颈椎、胸椎、腰椎、骶椎反射区各30次。

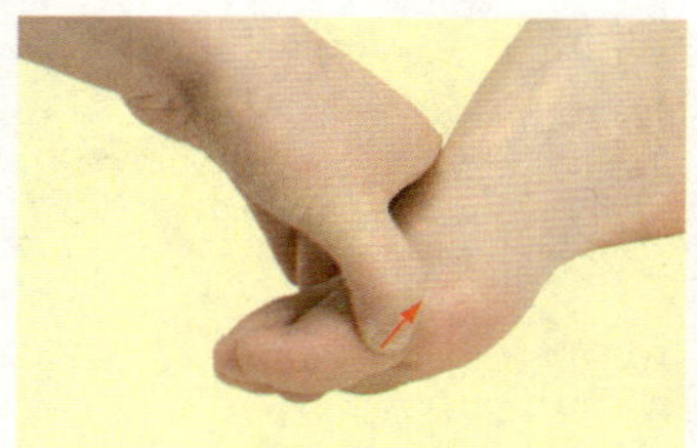

4-1 推按颈椎反射区

4-2 推按胸椎反射区

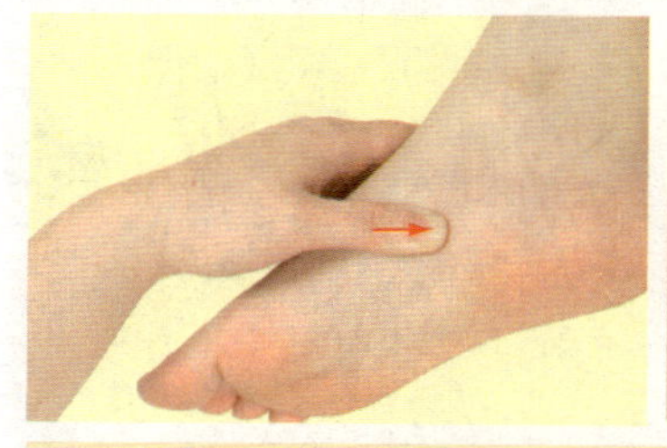

4-3 推按腰椎反射区

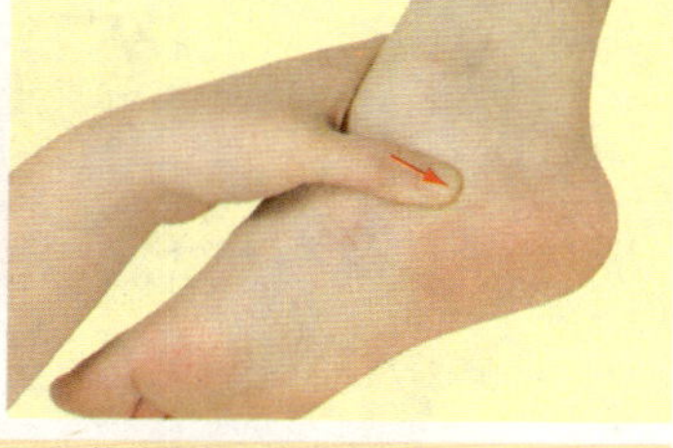

4-4 推按骶椎反射区

05 食指扣拳法顶压头颈淋巴结、胸部淋巴结、下身淋巴结反射区各50次。

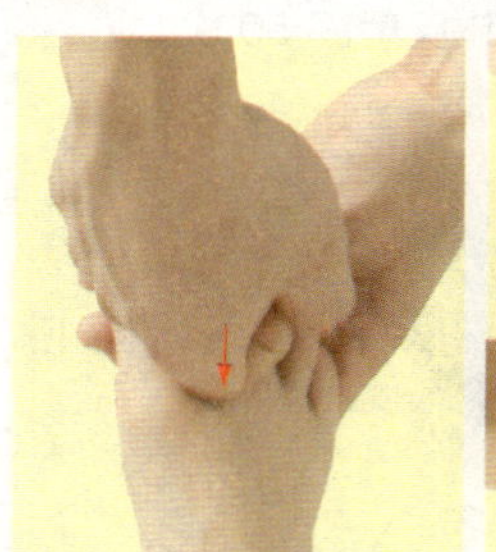

5-1 顶压头颈淋巴结反射区

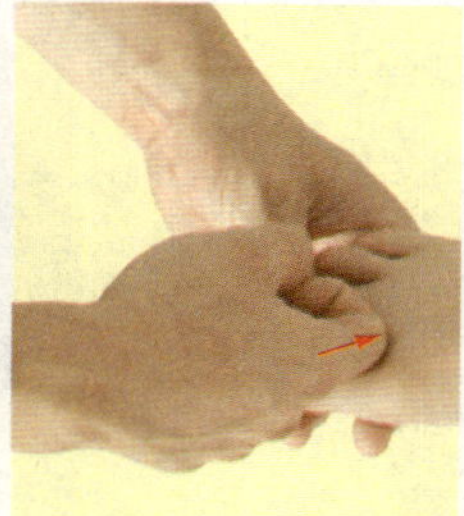

5-2 顶压胸部淋巴结反射区

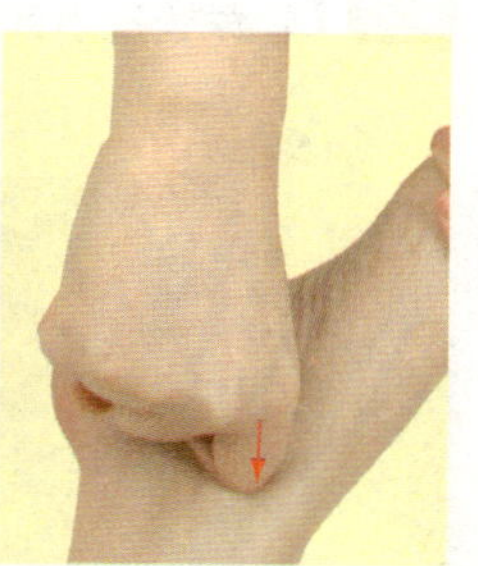

5-3 顶压下身淋巴结反射区

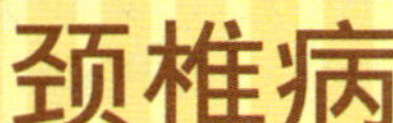

颈椎病

——放松关节，解除病痛

足部按摩可以解除患部肌肉和血管的痉挛，改善血液循环，增强局部的血液供应，促进病变组织的修复；同时有利于消除肿胀，缓解对神经根或其他组织的压迫，从而减轻或消除临床症状。

选用反射区

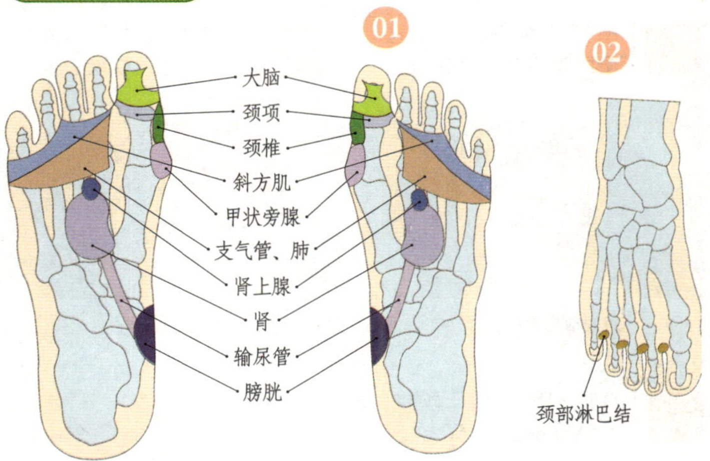

03

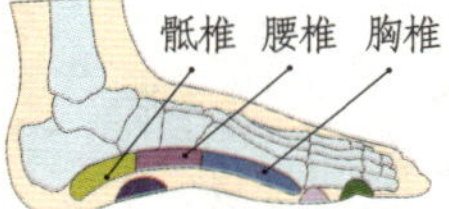

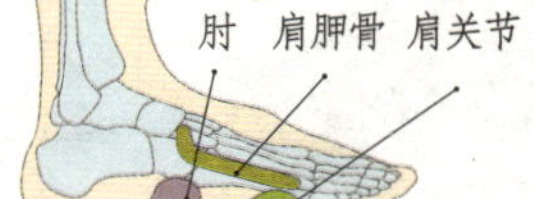

按摩方法

每次按摩 30 ～ 40 分钟，每日 1 次，10 ～ 15 天为 1 疗程。

01 食指扣拳法依次顶压肾、膀胱反射区各 50 次，按摩力度以局部胀痛为宜。

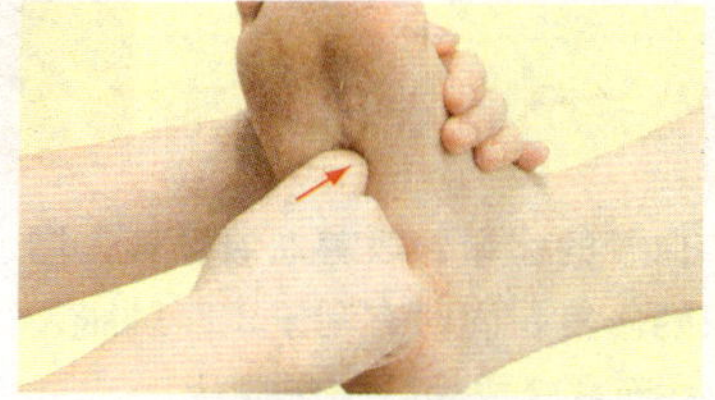

1-1 顶压肾反射区

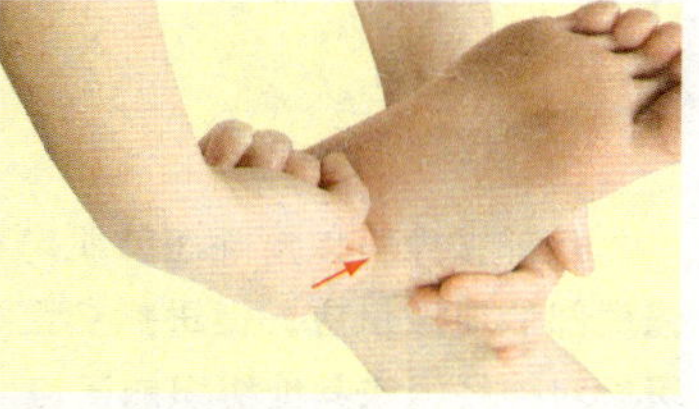

1-2 顶压膀胱反射区

02 拇指指腹推压法推按输尿管反射区 50 次。

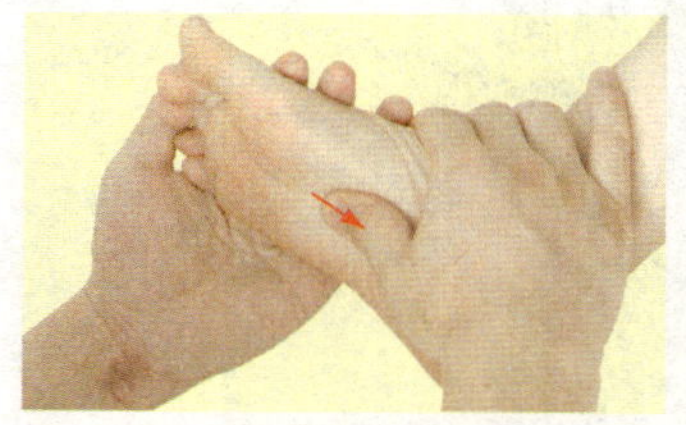

推按输尿管反射区

03 拇指指腹推压法推按肺反射区 50 次。

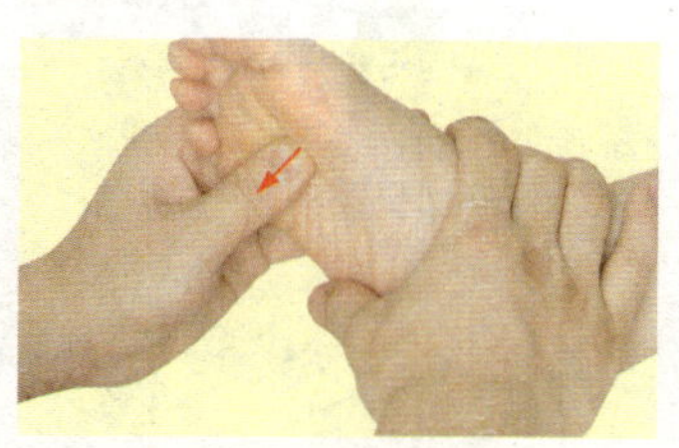

推按肺反射区

04 食指扣拳法顶压颈椎、颈项、肩胛骨、大脑反射区各 50 次。

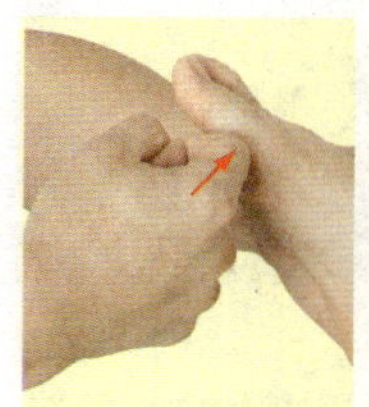

4-1 顶压颈椎反射区

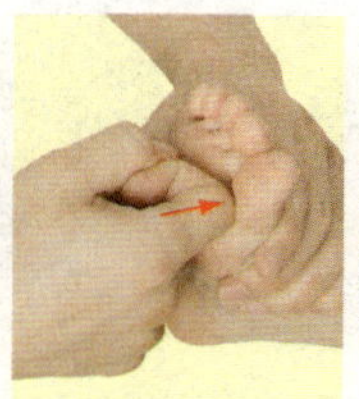

4-2 顶压颈项反射区

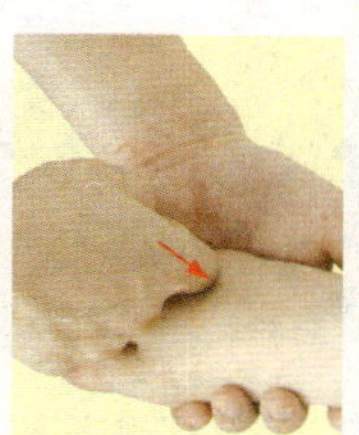

4-3 顶压肩胛骨反射区

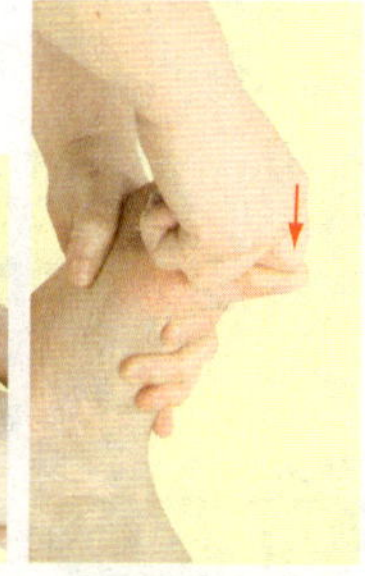

4-4 顶压大脑反射区

05 食指扣拳法顶压肩、斜方肌、头颈淋巴结、肘、甲状旁腺、肾上腺反射区各 50 次。

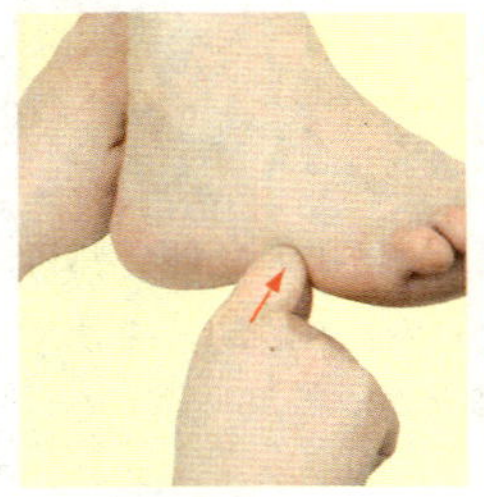

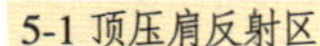
5-1 顶压肩反射区

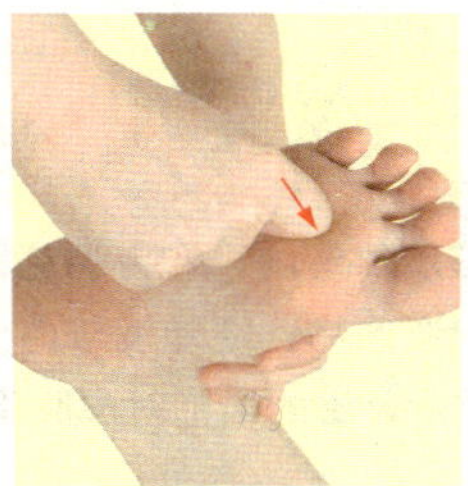
5-2 顶压斜方肌反射区

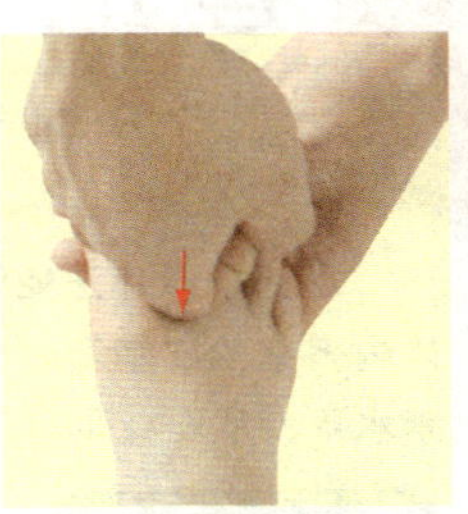
5-3 顶压头颈淋巴结反射区

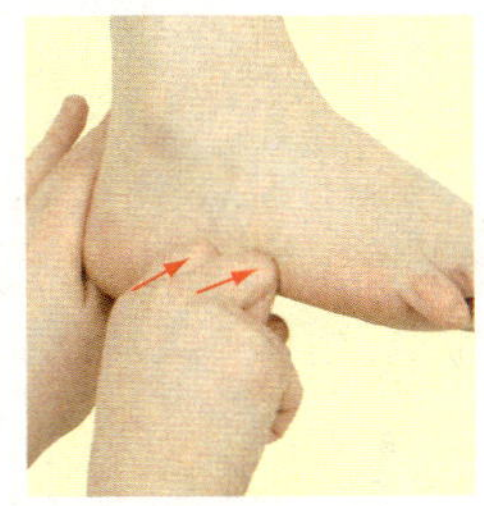
5-4 顶压肘反射区

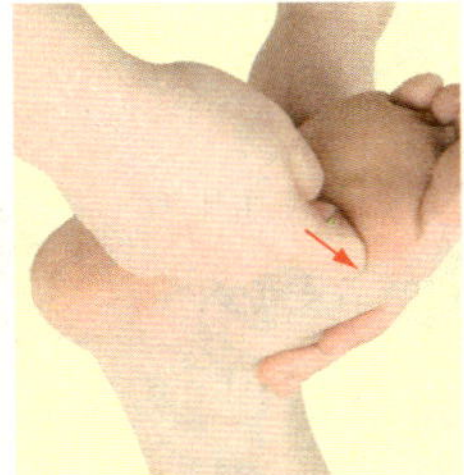
5-5 顶压甲状旁腺反射区

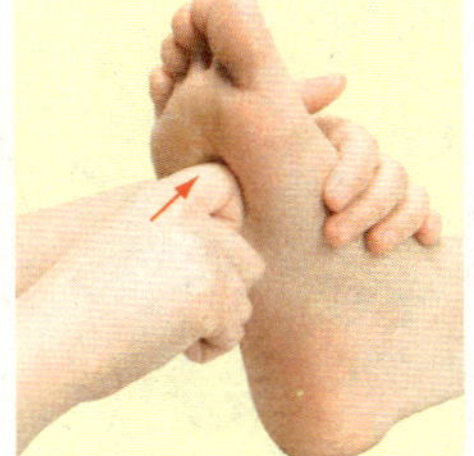
5-6 顶压肾上腺反射区

06 向足跟方向拇指指腹推压法依序推按胸椎、腰椎、骶椎反射区 50 次。

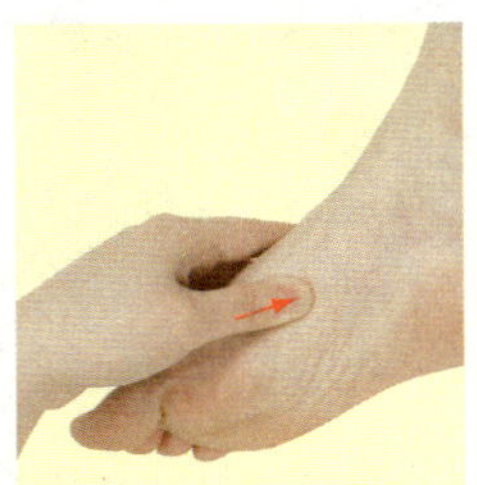
6-1 推按胸椎反射区

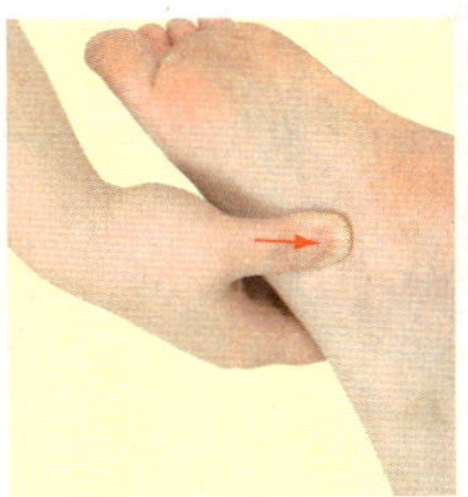
6-2 顶压腰椎反射区

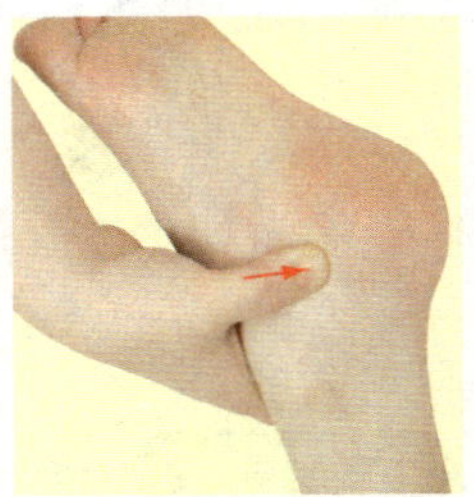
6-3 顶压骶椎反射区

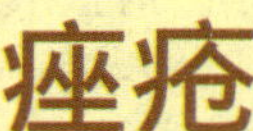

痤疮

——调节内分泌，美肤活肌

足部按摩疗法能够清热泻肺，和胃调肠，加强排泄功能，排除体内多余的皮脂及其代谢产物；还能调节内分泌腺的活动，平衡激素水平，从而减少性激素分泌的增加对皮脂腺的影响。

选用反射区

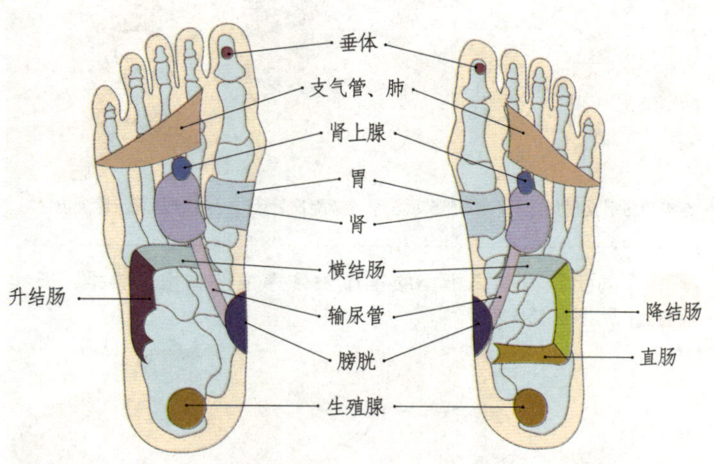

按摩方法

每次按摩30～40分钟，每日1次，10～15天为1疗程。

01 食指扣拳法依次顶压肾、膀胱反射区各50次，按摩力度以局部胀痛为宜。

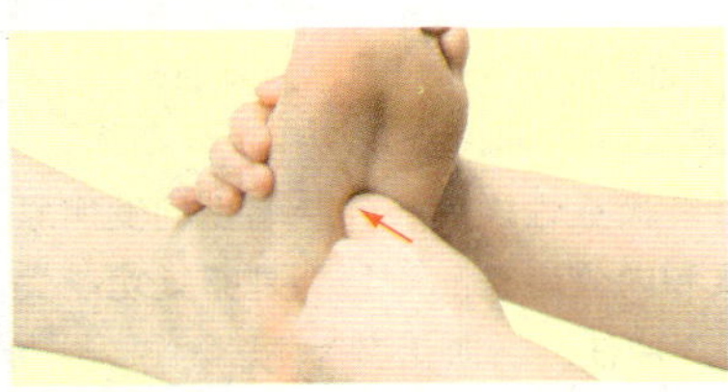

1-1 顶压肾反射区

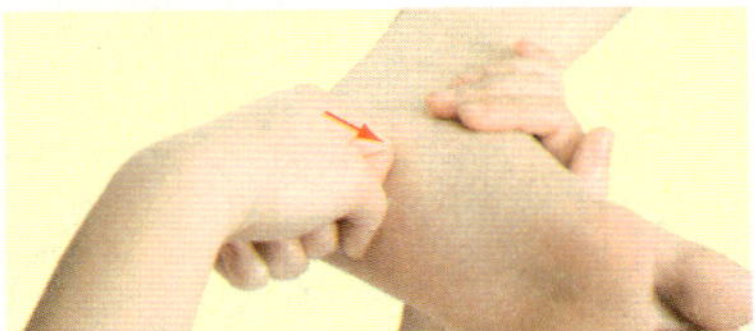

1-2 顶压膀胱反射区

02 拇指指腹推压法推按输尿管反射区50次。

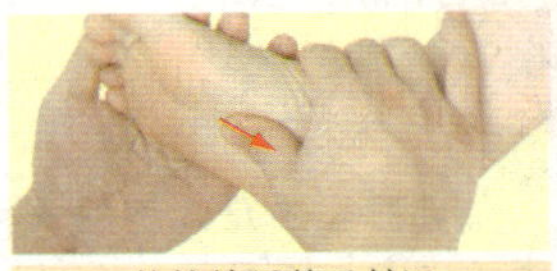

推按输尿管反射区

03 拇指指腹推压法推按肺反射区50次。

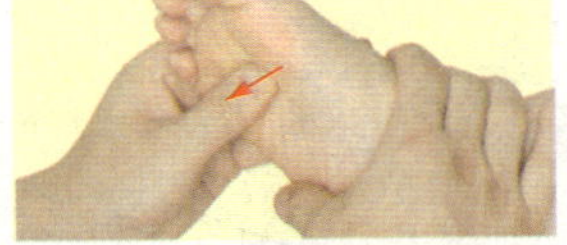

推按肺反射区

04 由足跟向足趾方向拇指指腹推压法推按升结肠反射区50次，从右向左推按横结肠反射区50次，从足趾向足跟方向推按降结肠反射区50次，从足外侧向足内侧推按直肠反射区50次，依次进行。

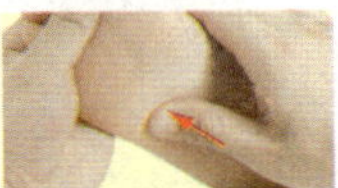

4-1 推按升结肠反射区

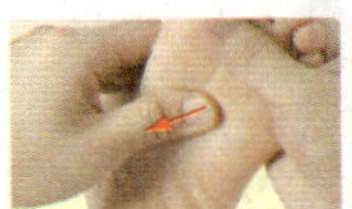

4-2 推按横结肠反射区

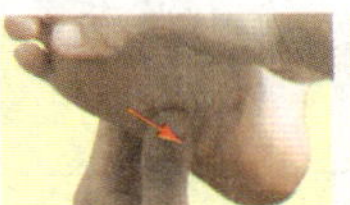

4-3 推按降结肠反射区

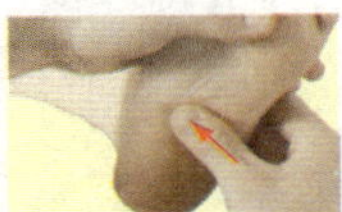

4-4 推按直肠反射区

05 食指扣拳法顶压胃、垂体、肾上腺、生殖腺反射区各50次。

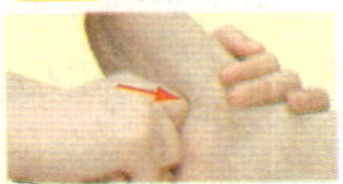

5-1 顶压胃反射区

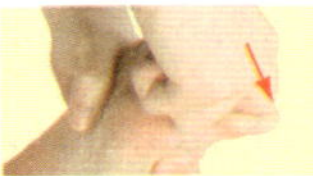

5-2 顶压垂体反射区

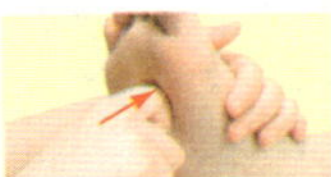

5-3 顶压肾上腺反射区

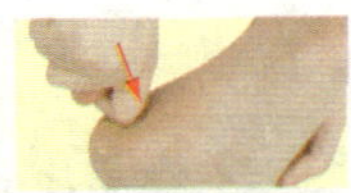

5-4 顶压生殖腺反射区

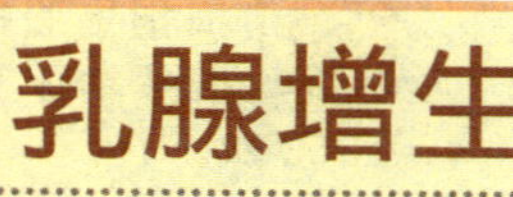

乳腺增生

——疏肝解郁，调理内分泌

乳腺增生是乳房的一种慢性非炎症性疾病。乳腺增生的发病原因尚未完全清楚，多与精神因素和内分泌紊乱，特别是卵巢功能失调有关。足疗法以疏肝解郁、调理冲任、活血化瘀为主。

选用反射区

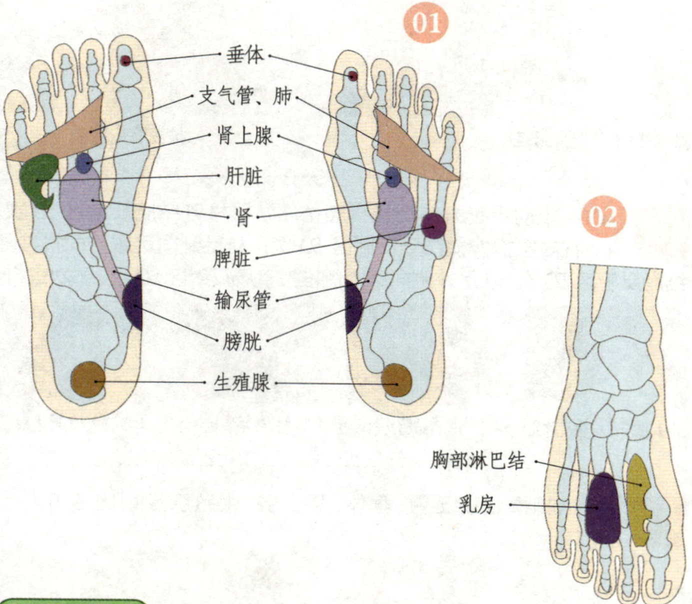

01

垂体
支气管、肺
肾上腺
肝脏
肾
脾脏
输尿管
膀胱
生殖腺

02

胸部淋巴结
乳房

按摩方法

每次按摩 30 ~ 40 分钟，每日 1 次，10 ~ 15 天为 1 疗程。

01 食指扣拳法依次顶压生殖腺、乳房、肝、肾、膀胱反射区各 50 次，按摩力度以局部胀痛为宜。

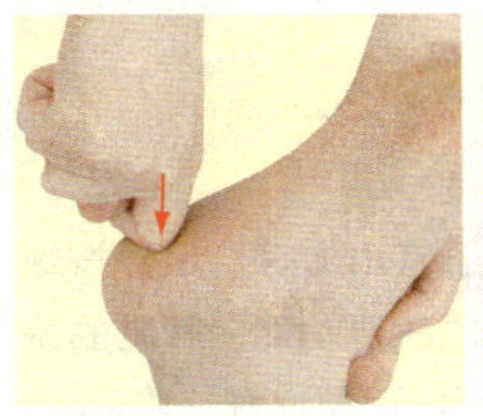

1-1 顶压生殖腺反射区

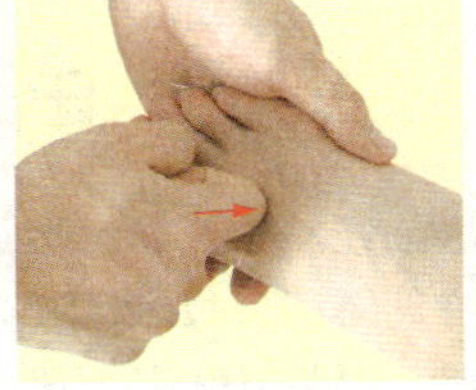

1-2 顶压乳房反射区

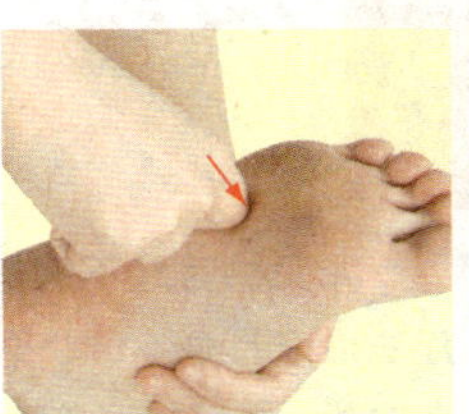

1-3 顶压肝反射区

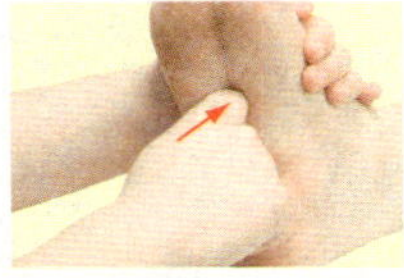

1-4 顶压肾反射区

1-5 顶压膀胱反射区

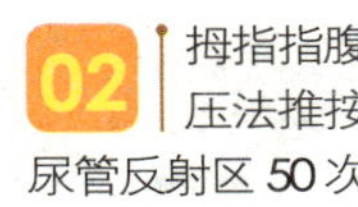

02 拇指指腹推压法推按输尿管反射区 50 次。

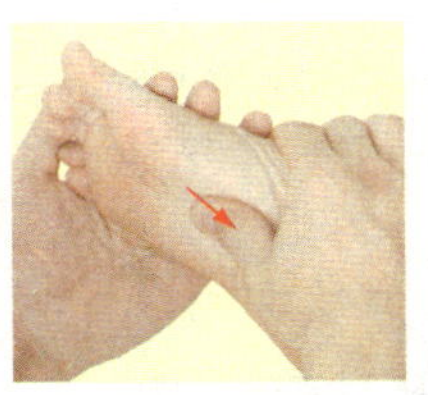

推按输尿管反射区

03 拇指指腹推压法推按肺反射区 50 次。

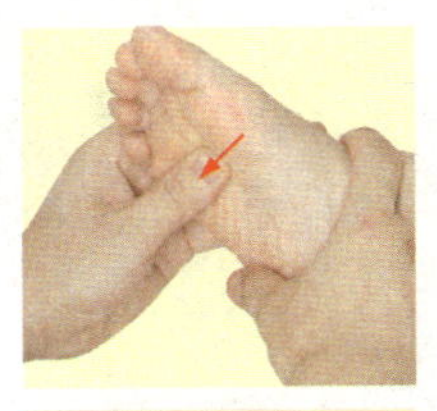

推按肺反射区

04 食指扣拳法顶压脾、垂体、肾上腺、胸部淋巴结反射区各 50 次。

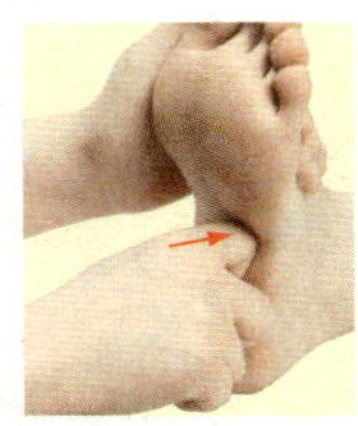

4-1 顶压脾反射区

4-2 顶压垂体反射区

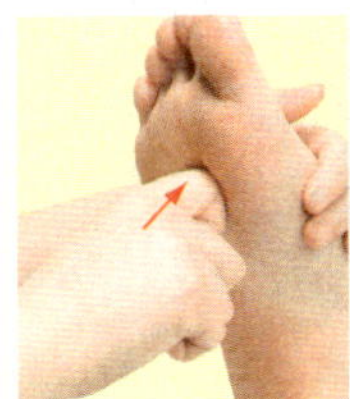

4-3 顶压肾上腺反射区

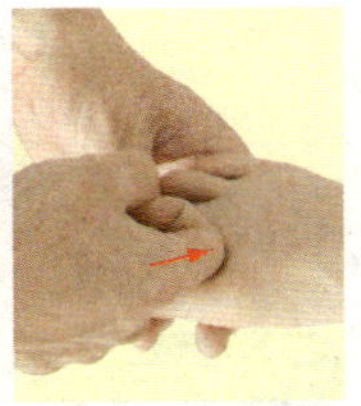

4-4顶压胸部淋巴结反射区

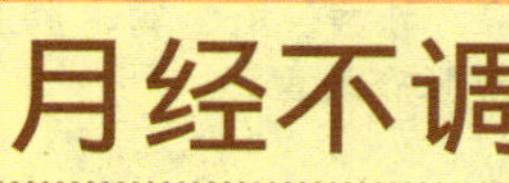

月经不调

——协调冲任，顺畅气血

常见的月经不调有：闭经、痛经、功能性子宫出血等。足部按摩疗法治疗月经不调，重在调经。通过加强肝脏的疏泄功能、脾脏的统血功能、肾脏的温煦功能，协调冲任，从而使月经周期恢复正常。

选用反射区

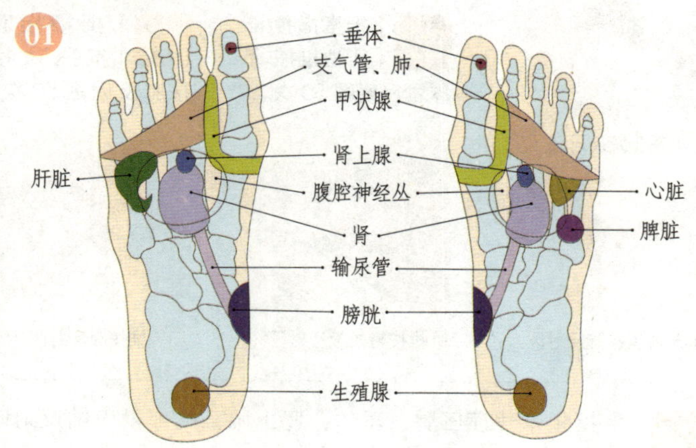

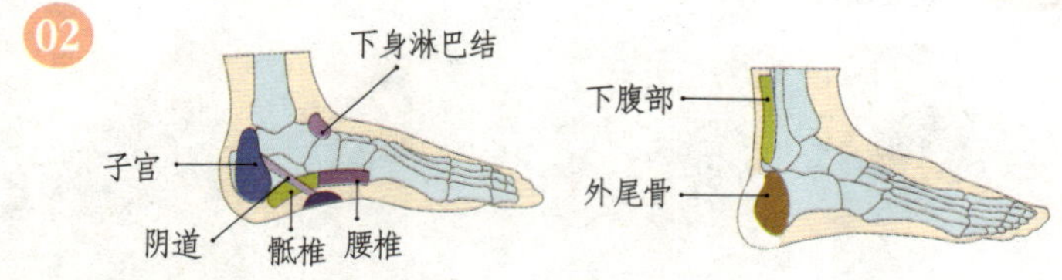

按摩方法

每次按摩30～40分钟，每日1次，10～15天为1疗程。

01 食指扣拳法依次顶压肾、肝、脾、肾上腺、膀胱反射区各 50 次，按摩力度以局部胀痛为宜。

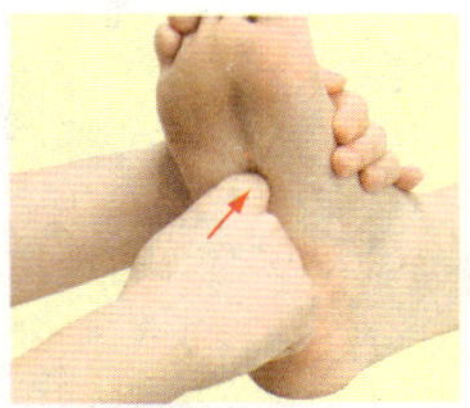
1-1 顶压肾反射区

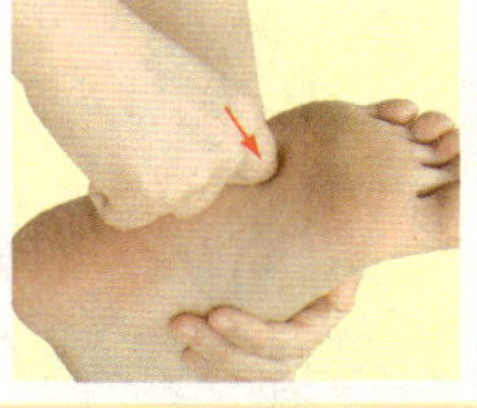
1-2 顶压肝反射区

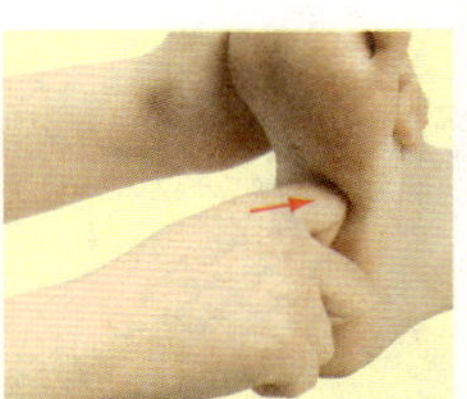
1-3 顶压脾反射区

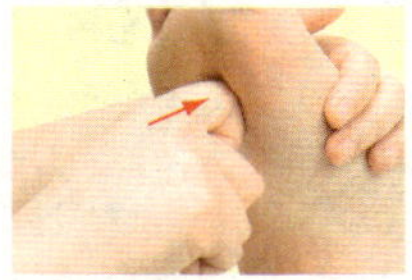
1-4 顶压肾上腺反射区

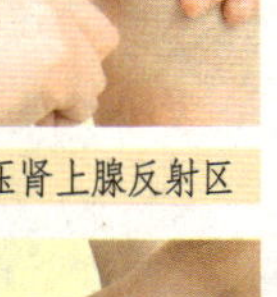
1-5 顶压膀胱反射区

02 拇指指腹推压法推按输尿管反射区 50 次。

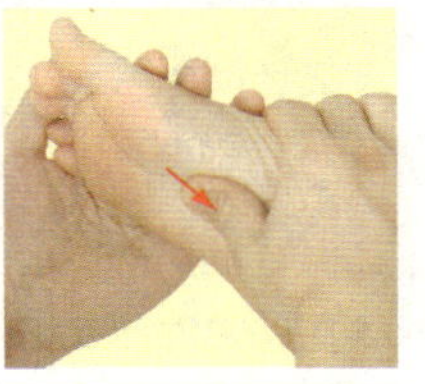
推按输尿管反射区

03 拇指指腹推压法推按肺反射区 50 次。

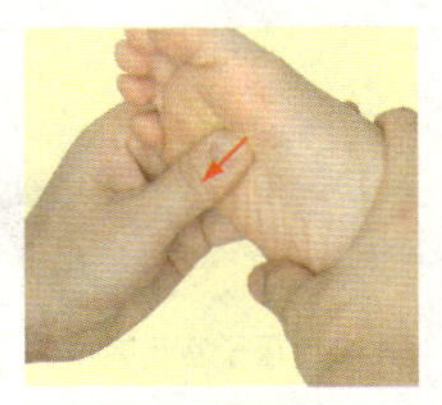
推按肺反射区

04 拇指指腹推压法推按甲状腺、下腹部反射区各 50 次。

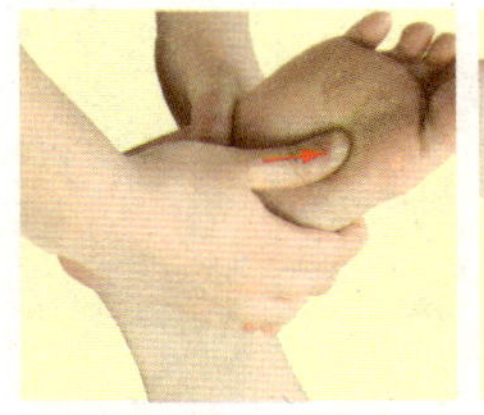
4-1 推按甲状腺反射区

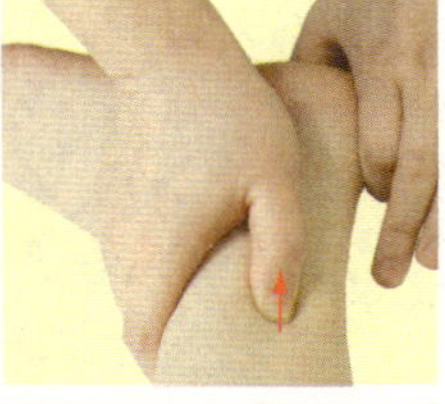
4-2 推按下腹部反射区

05 食指扣拳法顶压下身淋巴结反射区 50 次。

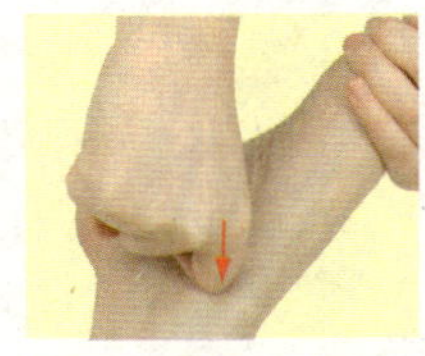
顶压下身淋巴结反射区

06 食指扣拳法顶压垂体、心脏、生殖腺、子宫、腹腔神经丛、外尾骨反射区各 50 次。

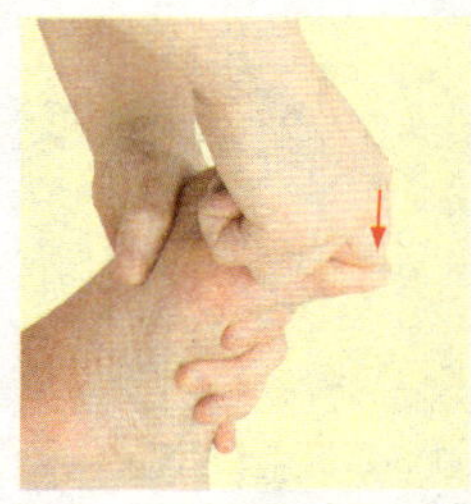

6-1 顶压垂体反射区

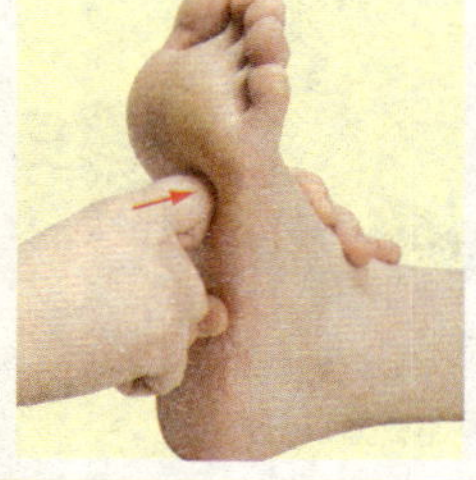

6-2 顶压心脏反射区

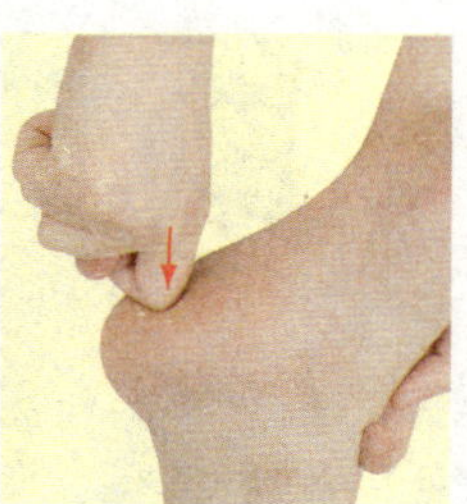

6-3 顶压生殖腺反射区

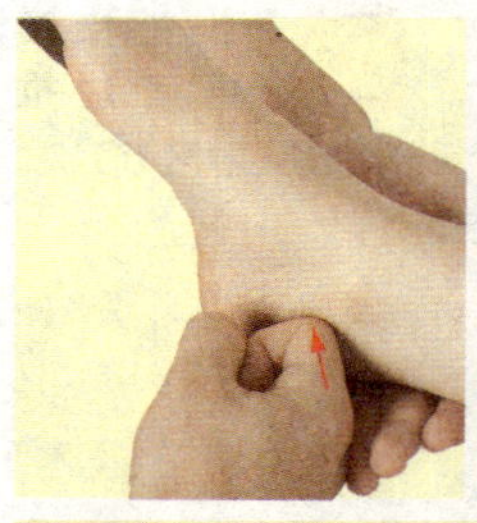

6-4 顶压子宫反射区

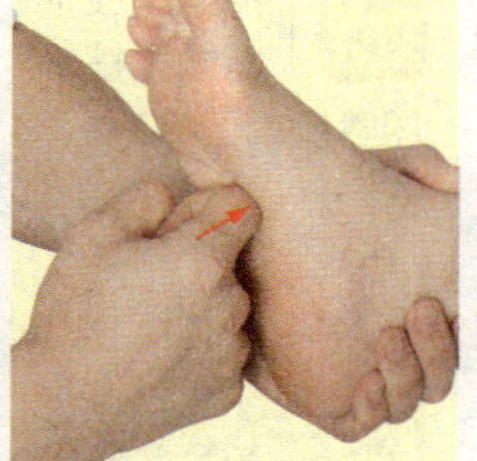

6-5 顶压腹腔神经丛反射区

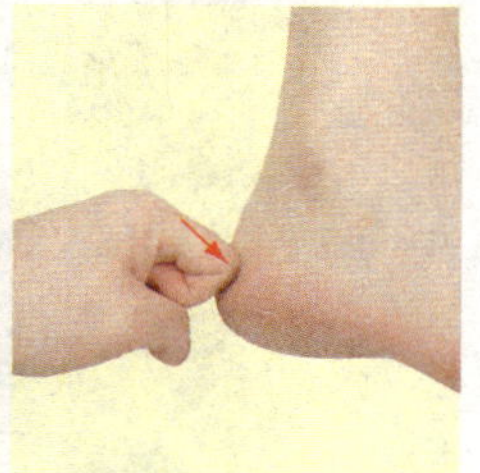

6-6 顶压外尾骨反射区

拇指指腹推压法推按腰椎、骶椎、阴道反射区各 50 次。

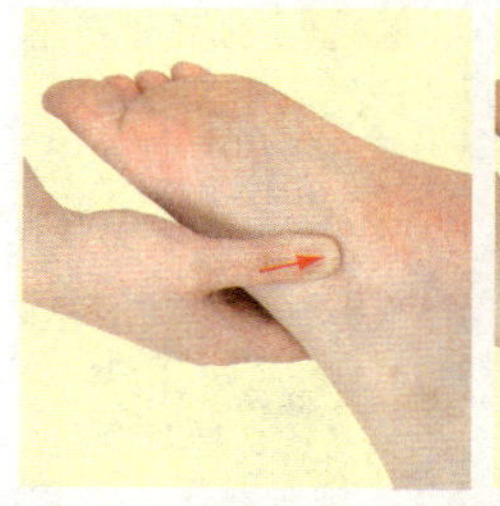

7-1 推按腰椎反射区

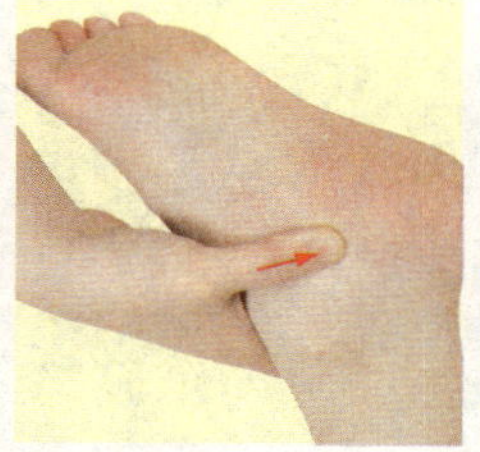

7-2 推按骶椎反射区

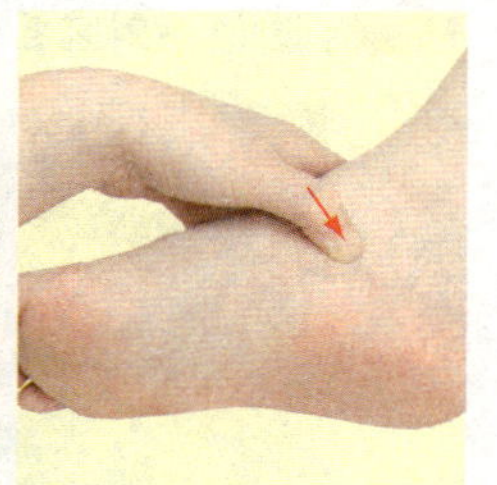

7-3 推按阴道反射区

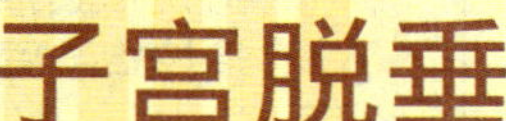

子宫脱垂

——益气补肾，提高韧带弹性

中医学认为子宫脱垂是由气虚下陷和肾虚不固导致胞络损伤，不能提摄子宫所致。足部按摩疗法具有益气补肾的作用，能有效地增强松弛的子宫韧带的弹性，因此对子宫脱垂有较好的疗效。

选用反射区

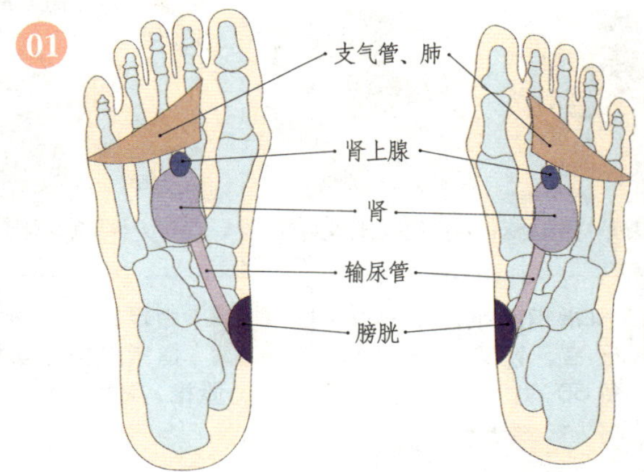

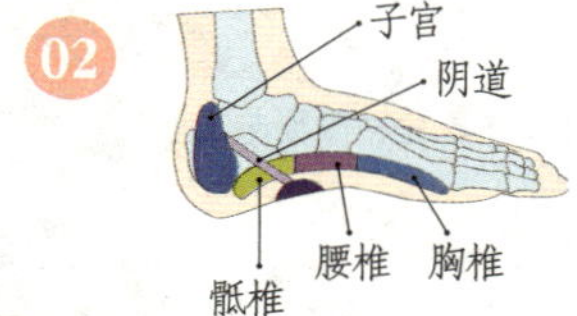

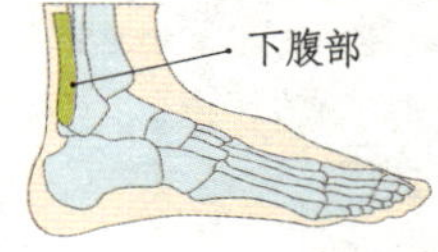

按摩方法

每次按摩 30 ~ 40 分钟，每日 1 次，10 ~ 15 天为 1 疗程。

01 食指扣拳法依次顶压肾、肾上腺、膀胱反射区各 50 次，按摩力度以局部胀痛为宜。

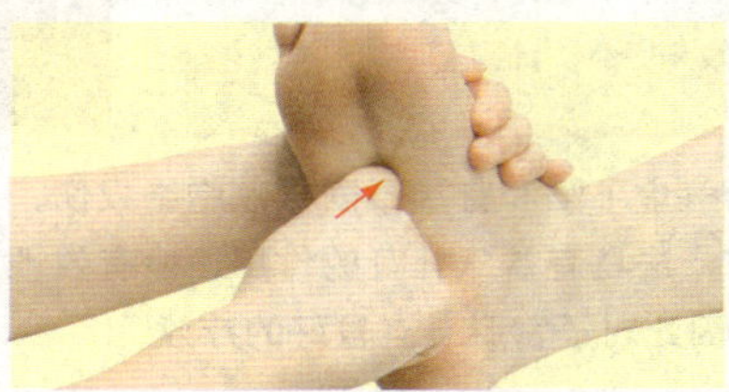

1-1 顶压肾反射区

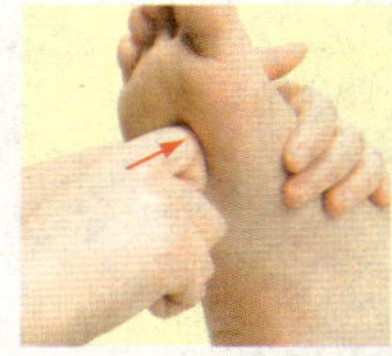

1-2 顶压肾上腺反射区

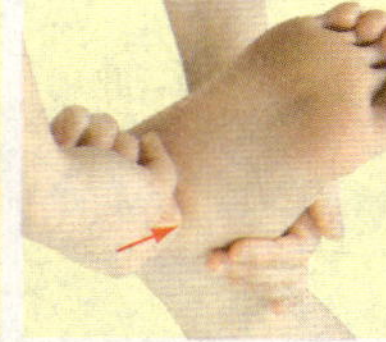

1-3 顶压膀胱反射区

02 拇指指腹推压法推按输尿管反射区 50 次。

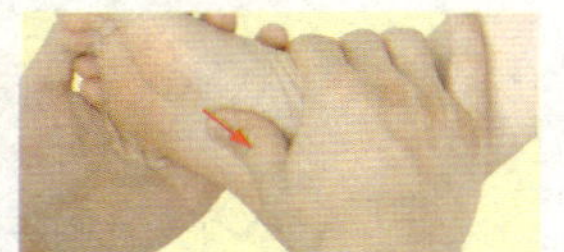

推按输尿管反射区

03 拇指指腹推压法推按肺反射区 50 次。

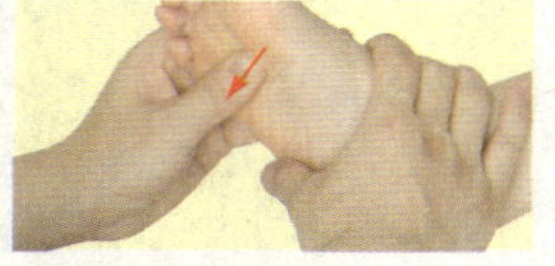

推按肺反射区

04 拇指指腹推压法推按子宫、阴道、下腹部反射区各 50 次。

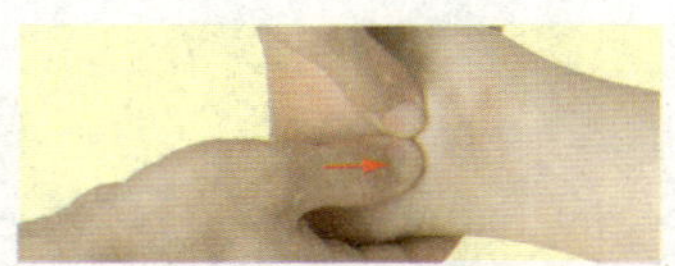

4-1 推按子宫反射区

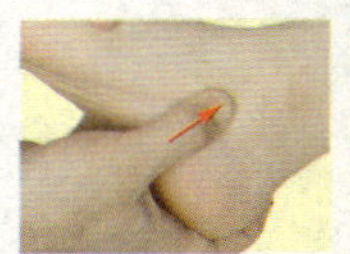

4-2 推按阴道反射区

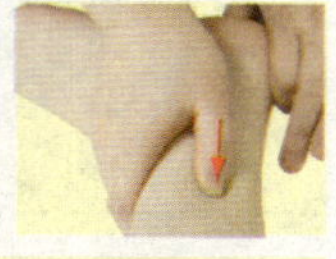

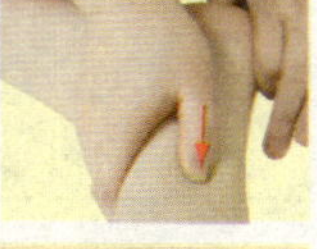

4-3 推按下腹部反射区

05 由足趾向足跟方向拇指指腹推压法推按腰椎、骶椎、胸椎反射区 50 次。

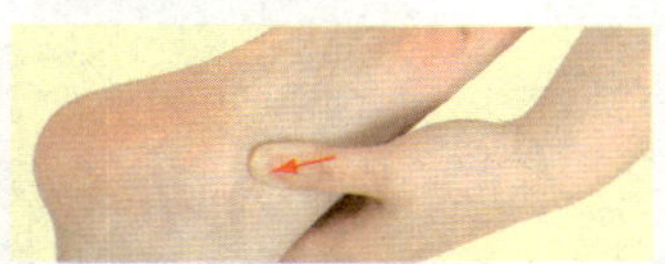

5-1 推按腰椎反射区

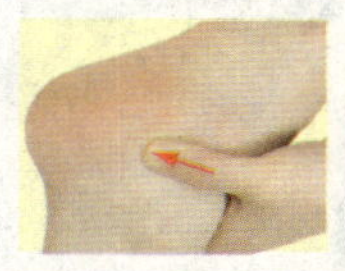

5-2 推按骶椎反射区

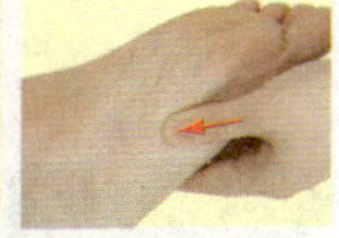

5-3 推按胸椎反射区

更年期综合征

——补肾调虚，放松心情

更年期综合征是指女性由成熟期逐渐过渡到老年期而出现的一种综合征。足部按摩疗法对更年期综合征有很好的疗效。足部按摩能够调节内分泌系统功能，恢复自主神经系统的正常功能，从而改善全身和局部症状。中医认为本病以肾虚为本，足部按摩具有很好的补肾作用。

选用反射区

01

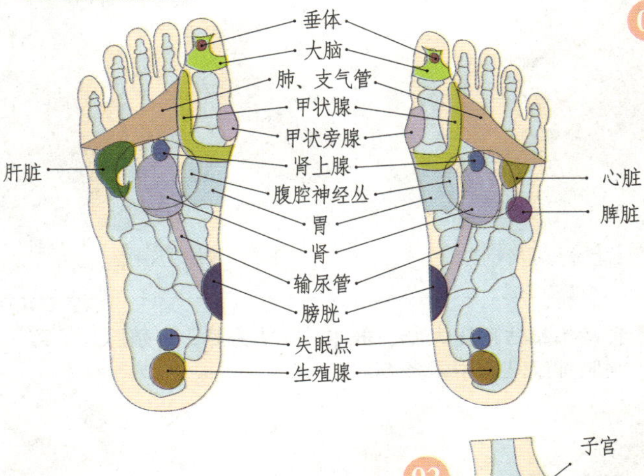

垂体
大脑
肺、支气管
甲状腺
甲状旁腺
肝脏
肾上腺
心脏
腹腔神经丛
脾脏
胃
肾
输尿管
膀胱
失眠点
生殖腺

02

子宫

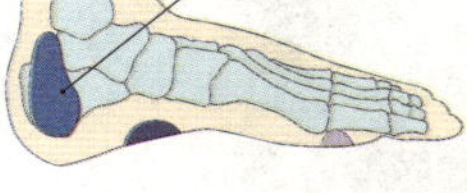

按摩方法

每次按摩30～40分钟，每日1次，10～15天为1疗程。

01 食指扣拳法依次顶压肾、肾上腺、膀胱反射区各 50 次，按摩力度以局部胀痛为宜。

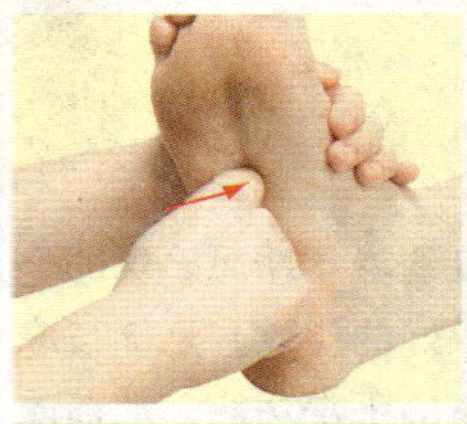
1-1 顶压肾反射区

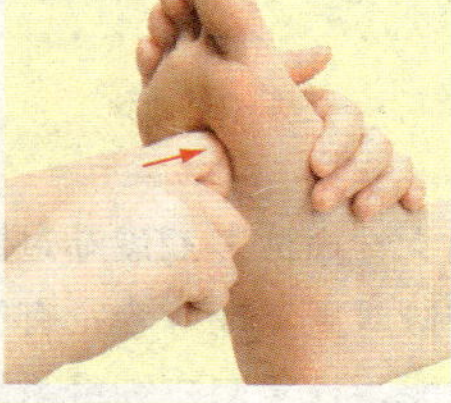
1-2 顶压肾上腺反射区

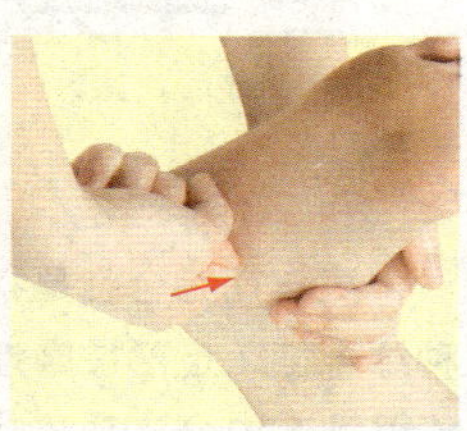
1-3 顶压膀胱反射区

02 拇指指腹推压法推按输尿管反射区 50 次。

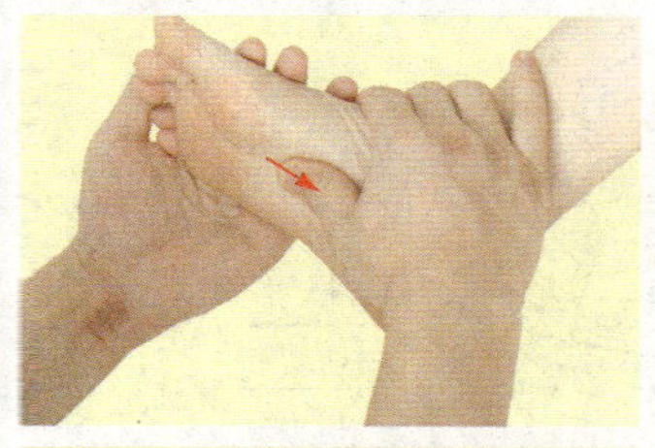
推按输尿管反射区

03 拇指指腹推压法推按肺反射区 50 次。

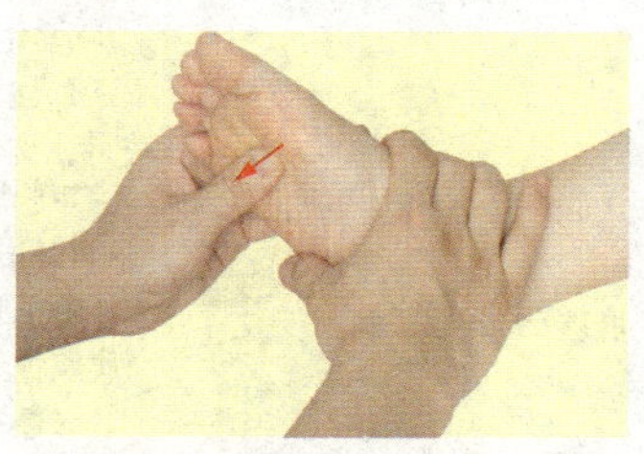
推按肺反射区

04 食指扣拳法顶压大脑、垂体、甲状旁腺、生殖腺、子宫、腹腔神经丛反射区各 50 次。

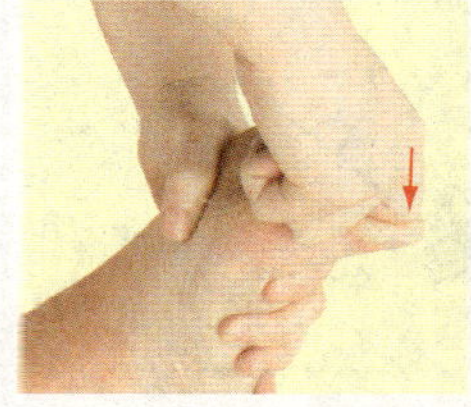
4-1 顶压大脑反射区

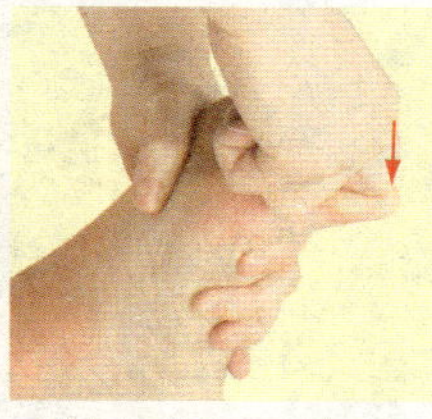
4-2 顶压垂体反射区

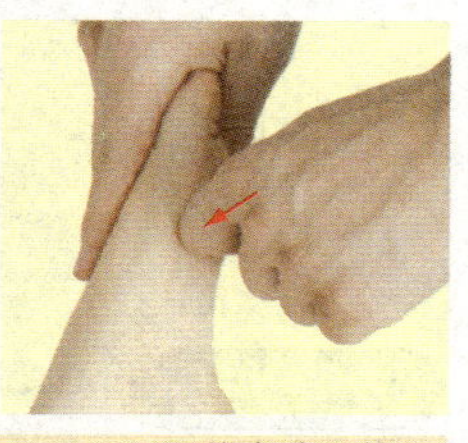
4-3 顶压甲状旁腺反射区

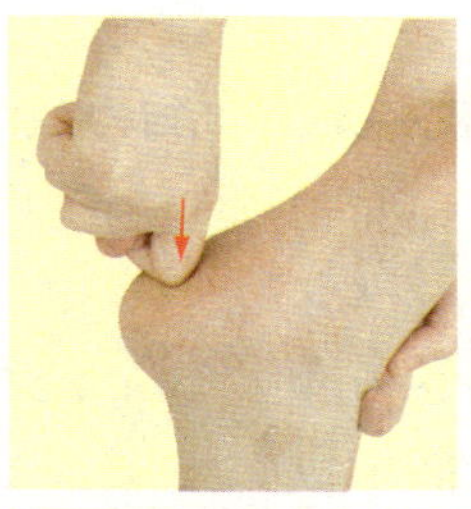
4-4 顶压生殖腺反射区

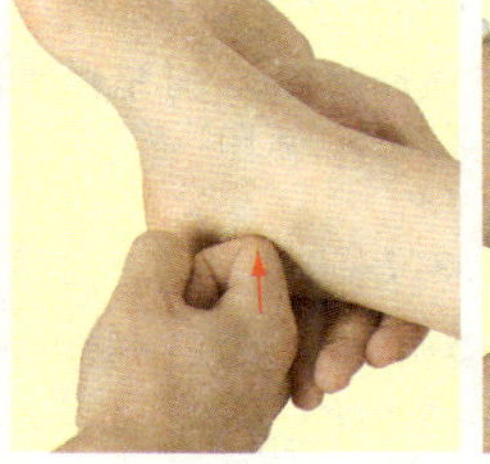
4-5 顶压子宫反射区

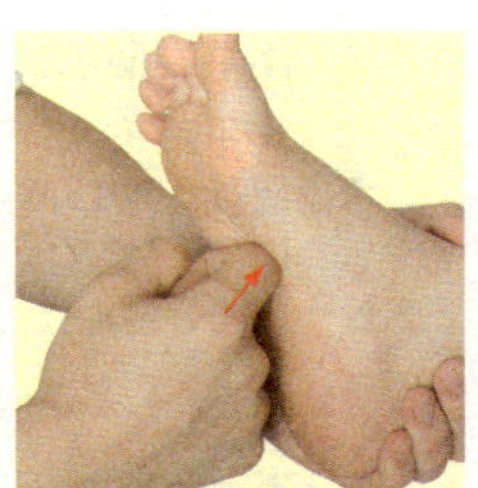
4-6 顶压腹腔神经丛反射区

05 食指扣拳法顶压心、肝、脾、胃、失眠点反射区各 50 次。

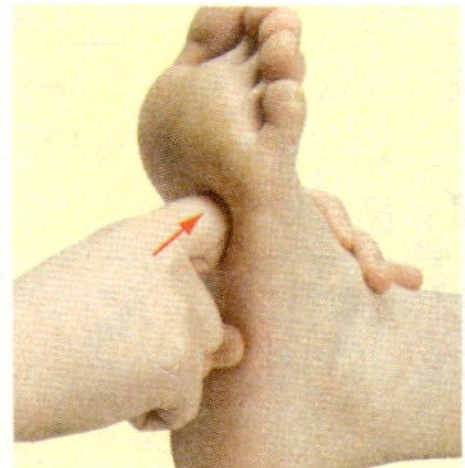
5-1 顶压心反射区

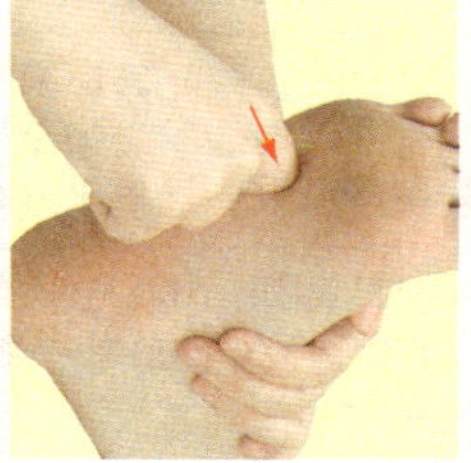
5-2 顶压肝反射区

5-3 顶压脾反射区

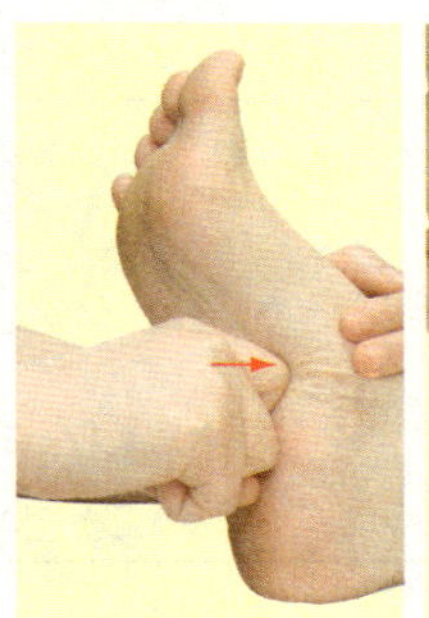
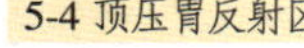
5-4 顶压胃反射区

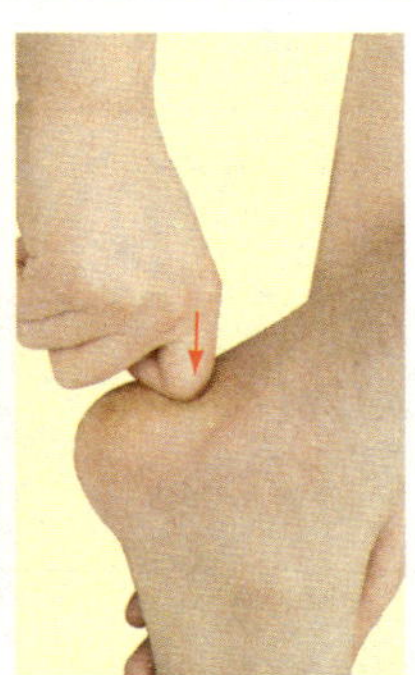
5-5 顶压失眠点反射区

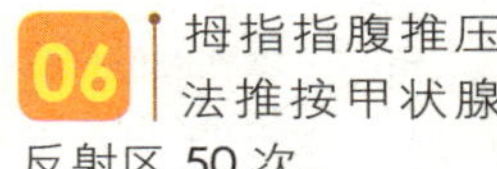
06 拇指指腹推压法推按甲状腺反射区 50 次。

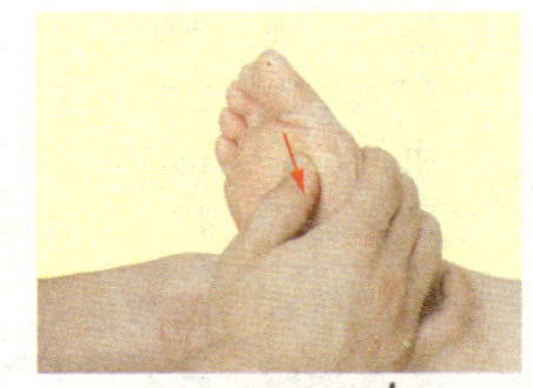
推按甲状腺反射区

图书在版编目(CIP)数据

一用就灵 足底按摩祛百病/孙呈祥编著.—太原：山西科学技术出版社，2015.5（2025.2重印）

(国医养生堂)

ISBN 978-7-5377-5084-4

Ⅰ.①一… Ⅱ.①孙… Ⅲ.①足－按摩疗法（中医） Ⅳ.①R24

中国版本图书馆CIP数据核字（2015）第071129号

国医养生堂 一用就灵 足底按摩祛百病

出 版 人：阎文凯　　文图编辑：冷寒风
编　　著：孙呈祥　　装帧设计：阮剑锋
责任编辑：郝志岗　　美术编辑：吴金周

出版发行：山西出版传媒集团·山西科学技术出版社
地址：太原市建设南路21号　邮编：030012
编辑部电话：0351-4922072
发行电话：0351-4922121
经　　销：各地新华书店
印　　刷：文畅阁印刷有限公司

开　　本：889毫米×1194毫米　1/32
印　　张：3
字　　数：80千字
版　　次：2015年5月第1版
印　　次：2025年2月第2次印刷
书　　号：ISBN 978-7-5377-5084-4
定　　价：12.00元

版权所有·侵权必究
如发现印、装质量问题，影响阅读，请与发行部联系调换。